避孕节育知识问答

主 编

孙学东

编著者

孙玉琴　喻凤兰

孙宏春　张 锋

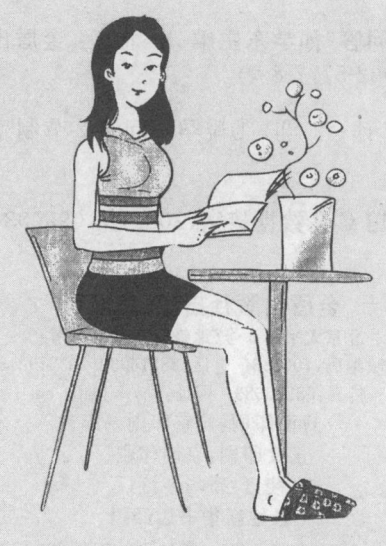

金盾出版社

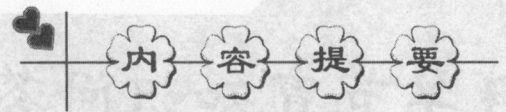

内 容 提 要

　　计划生育是基本国策,落实避孕节育措施是每对育龄夫妇应尽的义务。因此,育龄夫妇必须了解避孕节育的相关知识。本书深入浅出地讲解了避孕节育的相关知识,全面详细的介绍了各种避孕节育方法。每种方法既介绍了优缺点,又介绍了在特殊情况下的补救措施。其内容丰富,科学实用,不仅能使读者消除顾虑走出误区,而且能让每一对育龄夫妇从中选出适合自己的避孕节育方法。

图书在版编目(CIP)数据

　　避孕节育知识问答/孙学东主编 . —北京:金盾出版社,2009.8
ISBN 978-7-5082-5777-8

　　Ⅰ . 避… 　　Ⅱ . 孙… 　　Ⅲ . ①避孕—问答②节制生育—问答
Ⅳ . R169.4-44

　　中国版本图书馆 CIP 数据核字(2009)第 095903 号

金盾出版社出版、总发行
北京太平路 5 号(地铁万寿路站往南)
邮政编码:100036　 电话:68214039　 83219215
传真:68276683　 网址:www.jdcbs.cn
封面印刷:北京印刷一厂
正文印刷:京南印刷厂
装订:新华装订厂
各地新华书店经销
开本:850×1168 1/32　 印张:9　 字数:226 千字
2012 年 6 月第 1 版第 11 次印刷
印数:184 001～199 000 册　 定价:17.00 元

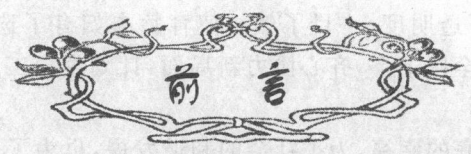

前　言

　　为了使我国人口增长速度更好地适应国民经济与社会发展的需要,国家将计划生育列为一项基本国策。计划生育以控制人口数量增长,提高人口素质为目的。为此,需要全民参与,广为宣传。

　　目前,我国的计划生育取得举世瞩目的成就,但工作下滑的趋势不可忽视。避孕节育科学知识普及不够是其主要原因之一。我们编写《避孕节育知识问答》一书,就是想为计划生育国策尽一点绵薄之力。我们深信,把避孕节育知识教给大众,让他们了解得越清楚,理解得越透彻,就肯定落实得更好。

　　在避孕节育措施中,女用方法比较多。例如,药物避孕,可根据自身情况选用短效、外用、探亲、注射等避孕药;宫内节育器法,置放、取出方便、不良反应少;皮下埋植,阴道避孕环等,均受到育龄女性的青睐。对于已有两个子女的夫妻来说,选择输卵管结扎或粘堵术是"一劳永逸"的绝育措施。

　　男用节育措施相对要少一些,但仍有多种可靠的节育方法可供选择与采用。阴茎套是一种简单、安全、经济、有效的避孕方法,只要男性坚持正确使用,不仅可以有效避孕,还能预防性病病原体的传播,可谓"一举两得"。男性输精管结扎或栓堵绝育术与女性输卵管绝育术相比较,具有更多的优点。不论是输精管结扎术,还是输精管栓堵术,对男性的健康及性功能都不会产生不良影响。

如此这般，实事求是地将各种避孕节育措施的优点、缺点和盘托出，有了透明度，一目了然。使育龄夫妇有了选择权，择优而用。形成全国上下，齐心协力新局面，计划生育工作一定会更上一层楼。

　　为了家庭的幸福，为了社会的和谐发展，也为了民族的强盛与安康，每一对育龄夫妇都有责任，也有义务忠实地贯彻执行计划生育基本国策。其实，夫妻二人只要一方落实了避孕节育措施，就是全家执行了计划生育政策。

编　者

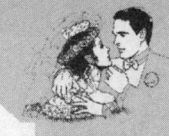

CONTENTS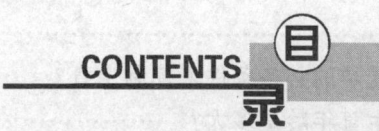

目 录

一、概　述

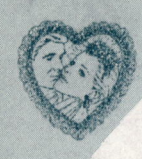

二、女性生殖系统结构、功能与避孕的关系

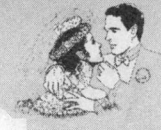

三、女用避孕药物

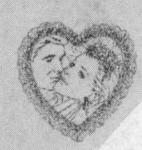

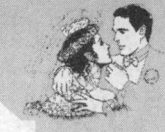

目 录

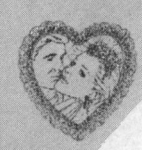

四、宫内节育器避孕

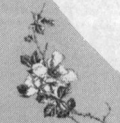

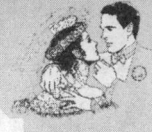

五、皮下埋植法避孕

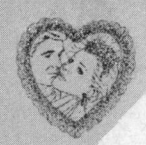

六、阴道避孕方法

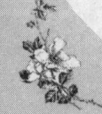

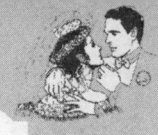

七、特殊情况下避孕方法的选择

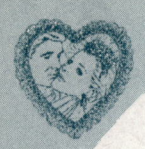

八、避孕失败终止妊娠的方法

九、女性绝育方法

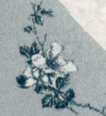

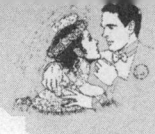

目　录

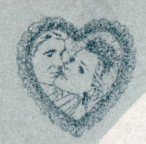

十、男性生殖系统结构、功能与节育的关系

十一、男性节育方法

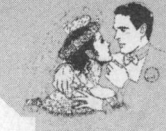

目　录

十二、男性绝育方法

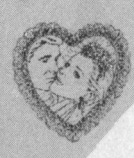

十三、男性节育方法研究进展

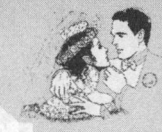

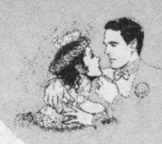

一、概　述

1. 什么是计划生育工作的"一法三规"?

为了更好地贯彻执行计划生育这项基本国策,认真落实计划生育措施,国家颁发了一系列的法律、法规与政策。其中最主要的有:由全国人大常委会制定的《中华人民共和国人口与计划生育法》(2002年9月1日正式实施);由国务院颁布实施的《流动人口计划生育工作管理办法》、《计划生育技术服务管理条例》、《社会抚养费征收管理办法》,上述一部法律与三部法规(政策)统称为计划生育工作的"一法三规"。

此外,还有与计划生育基本国策配套的政策与法规,包括:《流动人口计划生育管理和服务工作若干规定》、《计划生育统计工作管理办法》、《中华人民共和国婚姻法》、《婚姻登记条例》等。

2. 《中华人民共和国人口与计划生育法》的实质与核心是什么?

本法律的实质与核心是国家采取综合措施,控制人口数量,提高人口素质。

国家依靠宣传教育、科学技术进步、综合服务、建立健全奖励和社会保障制度,开展人口与计划生育工作。

公民有生育的权利,也有依法实行计划生育的义务,夫妻双方在实行计划生育中负有共同的责任。

实行计划生育,以避孕节育为主。国家创造条件,保障公民知

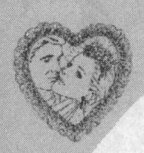

情选择安全、有效、适宜的避孕节育措施。实施避孕节育手术,应当保证受术者的安全。

育龄夫妻应当自觉落实计划生育避孕节育措施,接受计划生育技术服务与指导。

各级人民政府应当采取措施,保障公民享有计划生育技术服务,提高公民的生殖健康水平。

3. 《计划生育技术服务管理条例》的实质与核心是什么?

计划生育技术服务实行国家指导和个人自愿相结合的原则。

公民享有避孕方法的知情选择权。

国家保障公民获得适宜的计划生育技术服务的权利。

国家向农村实行计划生育的育龄夫妻免费提供避孕、节育技术服务,所需经费由地方财政予以保障,中央财政对西部困难地区给予适当补助。

计划生育技术服务包括计划生育技术指导、咨询,以及与计划生育有关的临床医疗服务。

计划生育技术指导、咨询包括下列内容:

(1)生殖健康科普宣传、教育、咨询。

(2)提供避孕节育的药具及相关的指导、咨询、随访。

(3)对已经施行避孕、节育手术和输卵(精)管复通手术的,提供相关的咨询、随访。

向公民提供的计划生育技术服务和药具应当安全、有效,符合国家规定的质量技术标准。

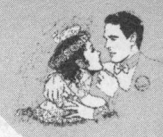

4. 《流动人口计划生育工作管理办法》的实质与核心是什么？

《流动人口计划生育工作管理办法》适用于现居住地不是户籍所在地，异地从事务工、经商等活动或者以生育为目的异地居住，可能生育子女的已婚育龄人员（以下简称已婚育龄流动人口）。

流动人口的计划生育工作由其户籍所在地和现居住地的地方人民政府共同管理，以现居住地管理为主。

流动人口现居住地的地方人民政府负责对流动人口计划生育工作的日常管理，并将流动人口计划生育工作纳入当地计划生育管理。

成年流动人口在离开户籍所在地前，应当凭合法的婚姻、身份证件，到当地、县级人民政府计划生育行政管理部门或者乡（镇）人民政府、街道办事处办理婚育证明。

婚育证明的内容应当包括：姓名、性别、年龄、婚姻状况、居民身份证号码、生育状况、落实节育措施状况、计划生育奖罚情况等。

成年流动人口到现居住地后，应当向现居住地的乡（镇）人民政府或者街道办事处交验婚育证明。现居住地的乡（镇）人民政府或者街道办事处查验婚育证明后，应当依照本办法第二条的规定，对已婚育龄流动人口予以登记，并告知其接受当地乡（镇）人民政府或者街道办事处的管理；婚育证明不完备的，应当要求补办。

5. 《流动人口计划生育管理和服务工作若干规定》的实质与核心是什么？

流动人口计划生育工作是新时期我国人口与计划生育工作的重要组成部分。各级人口与计划生育部门应当把流动人口计划生

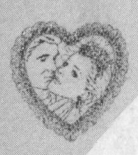

育工作纳入人口与计划生育事业发展规划,统筹管理。

流动人口计划生育工作应当坚持公平对待、合理引导、完善管理、优质服务的原则,坚持以人为本、管理与服务相结合,保障流动人口依法享有生育权利,依法获得人口和计划生育科普教育、计划生育技术和生殖保健服务,以及法律、法规规定的其他各项权利。

现居住地应将流动人口计划生育工作纳入本地区经常性管理和服务范围,实行与户籍人口同宣传、同服务、同管理。

流动人口已婚育龄妇女是计划生育管理服务的重点,现居住地应为其提供计划生育、生殖保健的宣传咨询和技术服务。同时也为男性和女性未婚流动人口提供相应的计划生育宣传教育和咨询服务。

流动人口户籍地应依法落实流出人口的计划生育奖励政策;现居住地应当向流入人口提供与户籍人口同等的计划生育技术服务。

6. 《社会抚养费征收管理办法》的实质与核心是什么?

公民享有依法生育的权利,同时应当依法履行计划生育的义务,其生育行为应当符合人口与计划生育法的规定。

不符合《人口与计划生育法》第十八条的规定生育子女的公民,应当依照本办法的规定缴纳社会抚养费。

社会抚养费的征收标准,分别以当地城镇居民年人均可支配收入和农村居民年人均纯收入为计征的参考基本标准,结合当事人的实际收入水平和不符合法律、法规规定生育子女的情节,确定征收数额。社会抚养费的具体征收标准由省、自治区、直辖市规定。

任何单位和个人不得违反法律、法规的规定擅自增设与计划生育有关的收费项目,提高社会抚养费征收标准。

社会抚养费及滞纳金应当全部上缴国库,按照国务院财政部

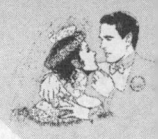

门的规定纳入地方财政预算管理；任何单位和个人不得截留、挪用、贪污、私分。

计划生育工作必要的经费，由各级人民政府财政予以保障。

7. 什么是避孕？

所谓"避孕"，顾名思义就是夫妻在性生活中避免怀孕。避孕的科学内涵是指用人工的科学方法在不影响妇女（或男方）健康的情况下，阻断或破坏受孕的基本条件，或者某个或某些受孕的环节，以达到暂时避免妇女怀孕的目的，是当前控制人口出生率的有效措施与方法。

对于避孕方法或措施，有3个最基本的要求：一是不能影响避孕对象的身心健康；二是不影响夫妻间的性生活或尽可能少的影响性生活质量；三是对今后出生的子女没有任何不利的影响。目前，我国所采取的避孕方法与措施大都能达到以上的基本要求，是可以放心使用的。

8. 什么是节育？

"节育"在《现代汉语词典》中的释义是：节制生育。计划生育的实质就是控制人口出生数量——节制生育，提高人口素质。所以，节育与避孕的目的是完全一致的，也是计划生育工作中常用的通用词与术语。但由于"避孕"中有一个"孕"字，所以"避孕"一词往往多用于女性。例如，计划生育工作人员在进行调查研究或统计分析时，见到育龄妇女时，一般都询问："你采取了避孕措施吗？""节育"一词用于男性较多，因为对于男性计划生育工作主要是落实本身的节育措施——控制生育的方法。所以，计划生育工作人员在对男性进行计划生育调查时，一般都是询问对方："你采用了

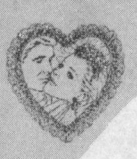

什么节育措施?"因此,本书采用社会上通用的计划生育术语定书名为《避孕节育知识问答》。

9. 什么是绝育?

"绝育"是指男性或女性出于某种或某些原因(如计划生育需要;或因病不能生育;或因其他方面的原因等),决定终生不再生育子女,并主动要求进行"绝育术",以达到不再生育的目的。

绝育术后,若想再恢复生育能力是比较困难的。因此,在做出绝育术的决定之前,要夫妻共同协商,并且力求达成一致,然后再决定是男方或是女方承担绝育手术。

10. 早婚、早育有哪些害处?

早婚、早育,无论对夫妇自身或对子女,以及对社会和家庭都是有害无益的。

青年时期是身体发育与学习文化科学知识的黄金时期。这一时期记忆力好、精力充沛,正是努力学习科学知识与加强身体锻炼的大好时期,这对人的一生会产生很大的影响。如果过早结婚,过早生育,这对女性本人的身体与胎儿发育都不利。因为20岁以前虽然身体内的器官系统都逐步发育成熟了,但骨骼系统要到23岁之后才能完全钙化。如果过早的妊娠或分娩对生殖器官、骨盆、腰骶椎骨及盆腔肌肉的影响都很大。青年妇女本身就需要充足的营养继续促进骨骼的发育,如果妊娠,子宫内的胎儿更需要母亲供给大量的营养物质,如蛋白质、钙元素等。这不仅会影响母亲自身的发育完善与健康,对胎儿的生长和健康发育也会产生不利影响。

另外,早妊娠必然带来早期生产,青年妇女在分娩时难产发生率相对增加。据有关资料介绍,早婚女子宫颈癌的发生率比晚婚

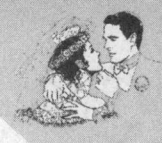

者要高 3～7 倍,尤其是 18 岁以前结婚者可高达 20 倍;20 岁以前生育第一胎的妇女患宫颈癌的患病率比 25 岁以后生育第一胎的女性高 7 倍以上。

年轻妈妈的生活经验少,用社会上的俗话说"她都还是个孩子(指早婚早育的女性)"。所以,早婚、早育者对子女的哺育、教养更缺乏经验,要担任好母亲与妻子的双重角色,当然要付出更多的精力,从而会影响她集中精力学习与工作。这对于青春年华女性的未来是不利的,对教育子女也是不利的。所以,农村里流传的"早生子女早享福"的观念是没有科学根据的,也是极其错误的观念,青年男女都要极力抵制这种腐朽的观念,大力提倡晚婚晚育,提倡优生优育。

对社会而言,早婚早育带来的人口问题更是不可忽视。有科学家算过一笔账,如果按 100 年计算,每代人在 25 岁生育,则 100 年只有 4 代人;如果在 20 岁生育,则 100 年内就有 5 代人,整整多了一代人的人数! 因此,虽然一代人生育时间只相差 5 年时间,若拿到全省、全国、全世界这个大范围内来计算,这就是一个巨大的社会问题与沉重的负担。因此,当代青年人都应该响应党与政府的号召,自觉地实行晚婚晚育。

11. 什么是优孕、优生和优育?

优生,通俗的说,就是生的孩子"质量优",包括身体素质与智力都是优秀的。也就是社会上所说的生一个健康、漂亮、聪明,没有生理缺陷的孩子,这应该是天下父母的共同心愿。究竟怎样才能生出优秀的孩子呢,这是一门很大的学问——优生学。近年来,优生学也被称为民族健康学,是由医学遗传学、医学、心理学、人口学、社会科学等相互渗透、发展起来的边缘学科及综合性应用科学,是以遗传学为基础,跨越自然科学与社会科学的一门学科,指

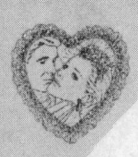

导人类优孕、优生、优育,提高人类的素质。

随着社会的进步与时代的发展,人类自身也应该不断地改进与提高,不能只满足于生一个白白胖胖没病的孩子,而应该主动追求生一个健康、聪明、漂亮,从思想道德、科学文化、身体状态三个方面都优秀的孩子。要达到这样的目的,准备生育的夫妻,首先要将自身的条件调整到最佳状态,包括身体健康状况、心理精神状态、智力开发状态等方面都处于最好时期才能怀孕——保证男性的精子与女性的卵子都是最优质的,那么这类优质的雄配子与雌配子所结合形成的合子(受精卵)及将来发育成的胎儿也应该是优秀的——这就是"优孕"。仅仅有此基础还不能保证胎儿一定是优质的。在整个妊娠期间,孕妇一定要保持身体健康状况良好,不患影响胎儿生长发育的疾病,如风疹病,就可以影响早孕期胎儿心脏形成与发育——产生先天性心脏病等。更不能随意服用药物,尤其是人工合成的激素类药物,这些药物容易导致胎儿的生殖器官发生先天性畸形等。当然,还包括夫妻双方良好的生活习惯与饮食习惯等,例如,吸烟、喝酒等都会对胎儿发育产生不良影响。西方所谓"星期天孩子"就是父母在周末过多地饮酒、吸烟等不良生活习惯所造成的。

孩子出生后,给孩子创造一个良好的生长发育的环境,这不仅是父母的义务,也是父母的责任。例如,供给足够的营养,包括计划免疫在内的各种免疫接种,不能让孩子生活在"烟雾"的环境中,尽可能地减少孩子患病,尤其是传染病,如脊髓灰质炎(也称小儿麻痹症)、乙型脑炎等。因为这些疾病不仅会夺走孩子的生命,即使存活下来也可能留下终身残疾。在身体发育正常的情况下,还要给孩子创造最好的学习条件与机会,加强智能培养,使之成为德才兼备的有用人才,这就是"优育"。

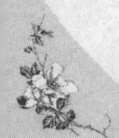

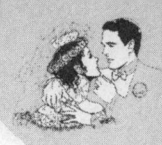

12. 为什么要大力提倡优孕、优生、优育？

优孕、优生、优育直接关系到人口素质的提高，乃至整个民族的前途。从广义来讲，还是关系到世界人口素质与前途的大事情。智力发育是优生学最关注的问题之一。人才是世界上所有资本中最宝贵的资本，国家之间的竞争说到底是人才的竞争。新技术革命推进了生产力的发展，现代化的生产设备对劳动者的文化素质要求越来越高，没有优秀素质的民族就将落伍于时代。人们要改造客观世界，要研究太空；同时也要研究自身和改造自己、提高自己。因此，要重视生命的产生——优孕、优生、优育。

13. 什么是"坐床喜"？为什么说"坐床喜"不利于优生？

在现实生活中，有些新婚夫妻及长辈，由于盼子（孙）心切，加之缺乏优生学方面的知识，受"早生贵子，早享福"习俗的影响，常常创造条件促进新婚夫妻在蜜月中受孕，这种现象被称为"坐床喜"。实际上，蜜月中怀孕给人们带来的不是喜，而常常是忧大于喜，是不科学的，更是不宜提倡的生育现象。可以说"坐床喜"与优孕、优生、优育格格不入。

（1）现代医学科学告诉我们，要实现优生，不但要靠父母的身体素质，而且还要有诸多因素的参与和保证。其中，选择最佳受孕时机就是达到优生的一个重要因素。因为新婚燕尔，以及婚前一段时间，男女双方为操办婚事忙碌，四处奔波，生活极不规律，体力与精力消耗太多，精神疲惫等，容易引起睡眠不足和食欲减退，营养物质摄入减少，在这种状态下产生的精子与卵子，很可能不健全或存在某种缺陷，至少是质量不会太高，所以此时期受孕，生育的

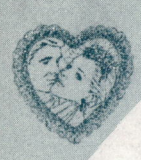

后代可能会出现先天不良或先天不足的情况，从优孕的角度来看，确实存在潜在的危险性，俗话说"坯子不好"。

（2）有些新婚夫妻选择旅行结婚，这种移风易俗的结婚方式值得提倡，但在蜜月期间怀孕是不值得提倡的。因为，旅行结婚期间生活缺乏规律，对新的环境与地方，以及气候等因素不太适应，容易使抵抗力下降，发生泌尿系感染、感冒，甚至容易患风疹、流感等可能引起对胎儿致畸病毒的袭击，加之使用了多种药物与增加了吸烟和饮酒的机会，不仅对新娘、新郎的身体有影响，而且会增加胎儿畸形或其他先天性疾病的危险。

（3）新婚夫妻不仅在性生活方面有一个摸索与磨合的过程，在日常生活的许多方面更有一个彼此进一步了解、熟悉和适应的过程，这需要一定的时间与精力去精心培育，为今后几十年的夫妻生活打下良好的基础。如果在蜜月期间怀孕，一下子面临许多突发事情要处理，如新娘的妊娠反应，身体状态对工作、劳动的影响，考虑孩子出生后的抚养问题，居住条件安排与经济开支等问题，很可能使两位新人在心理与能力上难以自如的调整和安排，可能会影响新婚之后感情的进一步发展，甚至在蜜月中就有可能产生矛盾，造成夫妻不和，更会影响胎儿健康发育。

（4）《婚姻法》中法定结婚年龄的规定，只是法律允许结婚的最低年龄，而并不是优生的最佳年龄。目前，农村中的多数青年是刚到法定结婚年龄，甚至少数人还不足法定年龄即结婚。这些女青年自己尚需进一步发育成熟，如果婚后即怀孕，无论对母体的身体健康，还是对胎儿的生长发育都是十分不利的。婴儿先天性疾病和遗传性疾病的发生率都是高的，产妇的难产发生率也是较高的。

总之，"坐床喜"是不利因素多，故应该主动避免。为了下一代的健康，为了家庭的幸福，为了国家与民族的前途，新婚夫妻应该执行计划生育政策，要大力提倡优生优育。所以，做好蜜月期的避孕工作是十分重要的。

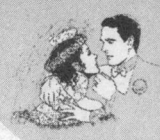

14. 如何利用受孕的必备条件来控制生育？

所谓"受孕"是指男性射出精液中的精子，经过阴道向上游动，通过子宫颈、子宫腔到达输卵管中，在输卵管壶腹部与女子排出的卵子结合——受精并形成受精卵（合子）的全过程称为受孕过程。只要这个"受孕过程"中任何一个环节或多个环节受到干扰或破坏，都可能使"受孕"受阻，从而达到控制生育的目的。

受孕是一个极其复杂的生理过程，必须具备以下所有条件才能完成正常的受孕过程，所以控制生育——调节生育，就可以从这些方面入手。事实上，所有的避孕与节育措施都是作用于下述不同环节而发挥作用的。

（1）女性卵巢必须周期性的排出成熟健康的卵子才有受孕的物质基础。因此，可以通过人为的方法，干扰女性卵子的成熟与排出，如女性口服避孕药，注射避孕药等，都有这种效果。

（2）男性精液中必须含有足够数量的健康精子，并具有正常的受精能力。这也是受孕的物质基础与必备条件。因此，可以通过男性服用节育药物或注射节育药物，使男性生精功能消失或者精子数量降到不可能受孕的水平以下，从而达到控制生育的目的。

（3）精子与卵子相遇的通道必须畅通无阻，确保精子能在适当的时机（女方排卵期）与卵子相遇并能顺利结合。对此环节的干扰措施更多，男方的输精管结扎、粘堵、栓塞等，阻止精子排出男性体外；也可以利用阴茎套收集精液与精子，不让已经排出体外的精子进入女方生殖道中；或者用外用避孕药物在阴道内杀死精子或抑制精子的活动力与受精能力。从女方措施来说，可以进行输卵管结扎、粘堵、栓塞、上输卵管夹子、输卵管电凝等方法阻断输卵管运送卵子的功能，同时也阻断了输卵管运送精子的功能，还可以采用女用避孕套等措施。总之，从女方的角度来阻断精子与卵子的相

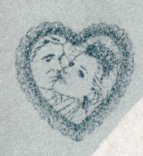

遇也是控制生育的良好途径。

（4）精子与卵子在输卵管壶腹部结合后形成受精卵（合子），再经过 3 天左右的发育成为早期胚胎（桑葚胚），然后沿着输卵管向子宫方向移动，并到达子宫腔中，在子宫腔内寻找最佳部位着床（也称植入），在此获得子宫的营养而发育成胎儿。因此，干扰早期胚胎的着床就是控制生育的极好措施。为此而研发的宫内节育器，就是以防止孕卵着床为主要避孕作用的。还有活性宫内节育器能释放某些活性物质或成分，改变子宫腔的内环境而不利于孕卵着床，使已经形成的孕卵被迫排出子宫腔而达到节育的目的。

15. 妇女最佳生育年龄是多大？

年轻男女建立了家庭之后，何时生育更加合适，既要符合计划生育政策，又要从社会、家庭及个人情况等多方面来考虑与权衡。从生殖生理学的角度来考虑，生育虽然是婚后的自然现象，也是繁衍后代的必然规律，但掌握它的主动权使其更加科学，对家庭对社会对个人都会是十分有利的。一般来说，选择在婚后 2～3 年生育较好，这样不仅符合计划生育政策要求的晚婚晚育，也对家庭的经济、夫妻精力及身体健康方面都是有益的合理的安排。

从生殖医学与妇产科学的角度考虑，女子的最佳生育年龄是 25～29 岁。那么，是不是越晚越好呢，当然不是的。因为妇女年龄越大，除了妊娠率低下外，更重要的是会产生许多并发症与合并症。妇产科学将 35 岁以上妇女妊娠者称为高龄孕妇，也是"高危孕妇"；同理，她也是高龄产妇与"高危产妇"。35 岁以上才怀孕生育者，其产程延长，并发症多，胎儿畸形率高，低智能者发生率也高，如先天愚型儿在 25～29 岁孕产妇中，其患病率为 1/1350，而在 35～39 岁孕产妇中则高达 1/260，高出前者 4 倍左右。因此，最佳生育年龄为 25～29 岁。

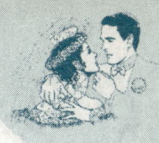

16. 首次怀孕做人工流产有何不良影响?

严格的说,人工流产不是计划生育措施,而是避孕失败后的补救方法,是在万不得已的情况下才实施的节制生育方法。

新婚之后,对于不打算近期生育孩子的夫妻来说,应采取切实可靠的避孕措施,不要意外妊娠,更不要用人工流产来代替避孕。这是因为子宫是孕育胎儿的地方,子宫腔与阴道之间有一个子宫颈管相隔与相通,这个子宫颈管在未经生育的妇女是一个纤细的筒状管道,平日是紧闭的,能有效地阻止阴道中的细菌等病原体的入侵,起到一个天然的"屏障"作用,它保证胎儿有一个良好的生长发育与成熟的环境。首次怀孕就做人工流产术,会影响这个"屏障"的保护功能,还可能带来许多其他不利的影响。

(1)成为习惯性流产的因素:人工流产时需要用金属性的器械进行子宫颈管的扩张(宫颈扩张器),这种操作有时可能会发生某些损伤,使子宫颈的肌肉、纤维发生断裂。当下次妊娠时,子宫颈因肌肉与纤维的陈旧性断裂而变得松弛、弹性减弱,幼小的胚胎常会由此而从子宫腔中脱出,可能成为习惯性流产的原因之一。

(2)影响以后的受孕与生育:人工扩张子宫颈管所造成的伤口,破坏了子宫颈管平日紧闭的"屏障"作用,还为病原菌的入侵打开了方便之门。轻者可能引起子宫内膜炎或输卵管炎,重者则可能导致盆腔炎,甚至影响今后的受孕与生育能力。

(3)子宫腔粘连:首次怀孕者的子宫腔比较狭小,做人工流产时,可能使子宫内膜深层受到损伤,愈合之后则可能会造成子宫腔粘连。若子宫腔粘连的面积较小,可引起月经血排出受阻,发生顽固性的痛经症;若粘连的面积较大时,则会导致日后的受精卵在子宫腔内找不到较好的着床部位,使之无"立足之地"导致不孕症。临床资料表明,因人工流产后导致的子宫腔粘连的不孕症已经屡

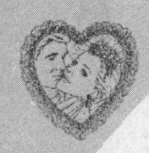
见不鲜,这是值得高度警惕的。

(4)影响妇女健康:在人工流产过程中,若手术者操作不仔细或不到位,可能导致胚胎部分残留,这种流产不全会严重影响妇女的健康与术后的康复。

(5)子宫穿孔:若在人工流产术中一味追求对胚胎的彻底清除而过度刮伤子宫腔,严重者甚至会造成子宫穿孔等严重并发症。

总之,新婚夫妻要将避孕与节育措施安排好,确保计划生育的落实与自身的安全与健康。

17. 什么是人口出生率和年平均人口数?

人口出生率是指某一个地区(如县、省等)某年出生的人口总数与该地区同年的平均人口数的比值,一般用千分率(‰)表示。

人口出生率(‰)的计算公式如下:

出生率(‰)=某地某年总出生数÷该地同年之年平均人口数×1000‰

年平均人口数:①可用当年6月30日的人口数。②或将年初1月1日的人口数与年终12月31日的人口数相加除以2。③可用去年年终该地区的人口数加今年年终的人口数之和除以2。

18. 什么是人口死亡率?如何计算?

人口死亡率是指某一个地区(如县、省等)某年死亡的人口总数与该地区同年的平均人口数的比值,一般用千分率(‰)表示。

人口死亡率(‰)的计算公式如下:

死亡率(‰)=某地某年总死亡数÷该地同年之年平均人口数×1000‰

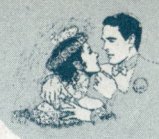

19. 什么是人口自然增长率？

人口自然增长率是指某地区某年出生的人数减去死亡人数再除以该地区同年之年平均人口数，一般用千分率表示（‰）。其计算方法如下：

人口自然增长率（‰）＝（某地某年总出生数－总死亡数）÷该地同年之年平均人口数×1000‰

人口自然增长率是衡量计划生育工作的重要指标，如果人口自然增长率控制得合理，那么就是计划生育工作做得好的结果。

20. 什么是计划生育率？如何计算？

计划生育率是指某地某年符合计划生育要求出生的人数除以该地同年出生的总人数，一般用百分率（％）表示。

计划生育率的计算公式如下：

计划生育率（％）＝某地某年符合计划生育要求出生的人数÷该地同年出生的总人数×100％

符合计划生育要求的出生人数，是按各地提倡计划生育的要求而定的，若不同地区相比较，应有统一的要求与标准。

21. 什么是节育率？如何计算？

节育率是指已落实节育措施的育龄妇女人数除以已婚有生育能力的育龄妇女数减去其中暂不需要落实节育措施的妇女数之商。一般用百分率（％）表示。

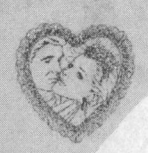

节育率的计算公式如下：

节育率（％）＝落实节育措施的育龄妇女人数÷（已婚有生育能力的育龄妇女数－其中暂时不需要落实节育措施的妇女数）×100％

一对夫妻中不论男方或女方落实了节育措施，均按女方统计。暂时不需落实节育措施的妇女包括孕妇、初婚需要生育的妇女。

22. 如何计算计划生育的"三术率"？

节制生育工作中的"三术率"是指3种节育与避孕的措施或方法，也称为计划生育的"硬指标"，即男性绝育术人数、女性绝育术人数与放置宫内节育器人数。将上述3种节育措施的总人数除以已经落实了节育措施的妇女人数之商。一般用百分率（％）表示。

计划生育三术率的计算公式如下：

计划生育三术率（％）＝（男方绝育人数＋女方绝育人数＋放置宫内节育器人数）÷落实节育措施的妇女人数×100％

落实了节育措施的妇女人数，包括男方绝育者的妻子，还包括不属于此3种节育措施的其他节育与避孕方法，如口服避孕药、注射避孕针等的人数之和。

23. 什么是人工流产率？如何计算？

计划生育的"人工流产率"是指为落实控制人口增长率的措施而采取人工流产降低出生率的方法，在已婚有生育能力妇女人数中的比率，一般用百分率（％）表示。

人流率的计算公式如下：

人流率（％）＝人工流产人数÷（已婚有生育能力的妇女数－男方绝育人数－女方绝育人数）×100％

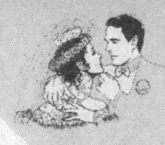

24. 什么是晚婚率？如何计算？

晚婚是指男性超过25岁、女性超过23岁才结婚者，称为晚婚青年。晚婚率是指某地某年符合晚婚年龄的女性（或男性）初婚人数除以该地同年女性（或男性）的初婚总人数之商，一般用百分率（％）表示。

晚婚率的计算公式如下：

晚婚率（％）＝某地某年符合晚婚年龄的女性（或男性）初婚人数÷该地同年女性（或男性）的初婚人数×100％

女性青年或男性青年的晚婚率应分别计算，初婚不包括复婚、再婚。

25. 什么是一胎率？如何计算？

一胎率是指生育第一胎的人数除以同一时期出生的总数之商，一般用百分率（％）表示。

一胎率的计算公式如下：

一胎率（％）＝某地某时期出生的第一胎人数÷该地同时期出生的总人数×100％

此处所指一胎是指妇女所生的第一个存活婴儿，而非指胎次。

26. 什么是独生子女领证率？如何计算？

"独生子女"是指一对夫妻终身只生育一个子女为独生子女。"独生子女领证率"是指在生育一个子女的夫妻中办理了"独生子女证件"的比例，一般用百分率（％）表示。

独生子女领证率的计算公式如下：

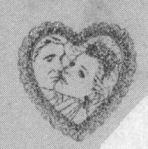

独生子女领证率（％）＝已办理了"独生子女证件"的人数÷应办理"独生子女证件"的人数×100％。

27. 计划生育工作中对节育避孕措施效果的常用统计方法有哪些？

由于每一种避孕的药物或方法及节育措施，包括手术绝育方法在内，都不是百分之百的有效。因此，对某种避孕措施的避孕效果必须进行统计与分析，这样才能知道哪种避孕、节育措施效果更好。衡量某种避孕、节育方法的效果如何，主要是避孕成功率（未妊娠）与失败率（已妊娠），但统计分析所用方法是不完全相同的。常用统计方法有：百分率计算法、妇女年计算法、周期计算法、生命表统计法等。

28. 如何计算避孕方法的失败率和有效率？

百分率计算法是一种比较简单的统计分析方法，在统计某地区一定时期内使用某种节育方法效果时常用此方法。如宫内节育器或节育手术使用达到一定时期后，经随访得到使用该节育方法的总人数，其中妊娠的人数有多少，即可计算出此节育方法的失败率（妊娠率）；若将失败率减去则为该节育方法的成功率。具体计算方法如下：

（1）某种避孕方法的失败率（％）＝此方法使用者中妊娠人数÷随访到的使用该避孕方法的总人数×100％

（2）某种避孕方法的有效率（％）＝100％－失败率（％）

（计划生育统计指标中的"有效率"与"成功率"通用；"失败率"与"妊娠率"通用。）

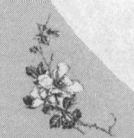

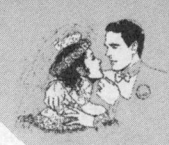

29. 什么是计划生育工作中的"妇女年计算法"?

"妇女年计算法"是国际上采用于对计划生育统计的常用方法，比较科学与相对准确。避孕药具中如避孕套、阴道隔膜、内服或外用避孕药等，通常都用妇女年计算法统计分析。因为，若简单地用百分率计算法求得妊娠率，就会忽略每个妇女用避孕药具的时间长短差异。一般的规律是，服用时间愈短，妊娠机会较少；服用时间愈长，妊娠机会必然增多。例如，两组采用同种避孕药，一组中大多数人观察时间较短，而另一组则较长，二组得出的避孕效果的可比性就差。而采用"妇女年计算法"就可以避免这一缺陷。所谓的"妇女年"，是指某种避孕药具使用了 12 个月才算 1 个妇女年。

"妇女年计算法"统计中要做如下计算：

（1）首先统计出某种避孕药具使用的妇女月数，并换算成妇女年。

（2）然后算出总的停用率与续用率。

（3）妇女月以 30 天为 1 个月计算，实用中可以历月计算。"妇女年计算法"计算结果是以"指数"表示，国际通用的各种指数为"比尔指数"（Pearl 指数），常用每 100 个妇女年的比尔指数来评价某种避孕药具的效果。

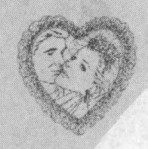

二、女性生殖系统结构、功能与避孕的关系

30. 女性外生殖器是怎样组成的？

女性的外生殖器官包括阴阜、大阴唇、小阴唇、阴蒂、处女膜、阴道前庭、前庭大腺、尿道口等。外生殖器官基本上与避孕没有什么太大的关系。但是,若是这些器官健康状况不良,甚至发生疾病时,则会影响避孕措施的落实与实施(图1)。

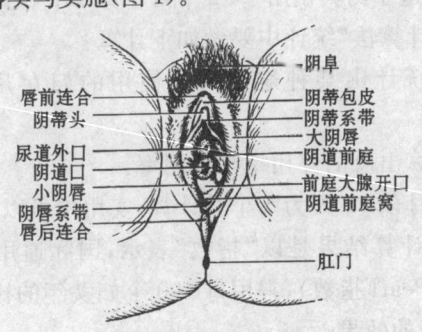

图 1　女性外生殖器

31. 阴道的结构是怎样的？

阴道位于骨盆下部中央,是上部宽、下部窄的管道形器官。向外开口为阴道外口,向内上方形成阴道穹隆,包绕着子宫颈的阴道

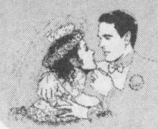

部分,子宫颈外口向阴道内开放。阴道是由黏膜、肌层和外膜组成的肌性管道,富有伸展性,连接子宫和外生殖器官。

阴道平时经常处于前后壁相接触的塌陷状态。阴道的下部较窄,下端以阴道口开口于阴道前庭后部。在处女时期,阴道口的周围有处女膜附着,其中央有处女膜孔。处女膜孔可呈环形、半月形、伞状或筛子状。处女膜破裂后,阴道口周围留有处女膜痕。阴道的上端宽阔,包绕子宫颈的阴道部,在二者之间形成环形凹陷,称为阴道穹隆,可分为前部、后部及两个侧部。阴道黏膜呈淡红色,无腺体。阴道黏膜受雌激素与孕激素的影响有周期性变化。阴道前壁短,长 7～9 厘米,上部借膀胱阴道隔与膀胱底、颈部相邻,其中、下部借尿道阴道隔与尿道相邻。阴道后壁较长,长 10～12 厘米,上部与直肠子宫陷凹相邻,中部借直肠阴道隔与直肠壶腹相邻,其下部与肛管之间有会阴中心腱。以阴道穹隆后部最深,并与直肠子宫陷凹紧密相邻,二者间仅隔一阴道壁和一层腹膜。临床上有较大的实用意义,如可经后穹隆引流陷凹内的积液。

阴道的毗邻:前方有膀胱和尿道,后方邻直肠。临床上可隔着直肠壁触诊直肠子宫陷凹、子宫颈和子宫口的情况。阴道下部穿经尿生殖膈,膈内的尿道阴道括约肌和肛提肌的内侧肌纤维束均对阴道有收缩作用。

幼女及绝经后妇女的阴道因缺乏性激素的作用,阴道黏膜上皮甚薄,皱襞少,伸展性小,局部抵抗力差,易受损伤与感染。

32. 阴道的功能有哪些? 与避孕有什么关系?

阴道是女性的内生殖器官,是一个多功能器官。

(1)阴道是性交器官:在膀胱截石位,阴道后穹隆是阴道的最低处。因为正常位置的子宫颈外口正对着阴道后穹隆是阴道最易

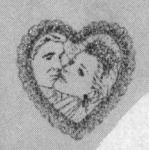

扩张的部位,它为勃起的阴茎提供了适宜的扩展空间。当男女做爱时,男方硕大的阴茎经阴道口插入阴道深部,产生摩擦与刺激。阴道的皱襞和呈斜方形栅栏状分布的肌层使阴道在性交和分娩时能扩张,有学者称此现象为"帐篷效应"。

(2)阴道的润滑与自净功能:虽然阴道不含腺体,但是借助于阴道上皮分泌液、宫颈黏液和子宫内膜分泌物可使阴道壁湿润而滑腻。同时阴道内始终保持弱酸性状态,可以抑制细菌生长,减少感染机会。狭窄的阴道管腔和阴道化学性质及阴道的内环境可防止微生物侵入内生殖道。

(3)阴道是月经排出的通道:阴道还是月经血和子宫颈分泌物、子宫内膜功能层、输卵管分泌物的排出管道,只有阴道畅通无阻,月经血才能顺利排出体外。

(4)阴道具有贮存与运送精子功能:由于阴道的解剖结构与形态特殊,这样的解剖关系便于将精子从阴道运送到子宫颈,男方射出的精液在阴道的后穹隆留存和凝结,扩张的阴道穹隆为性交后的精液贮存地。

(5)阴道是胎儿娩出的通道:胎儿成熟后,会在各种因素的综合作用下生产出来,就像"瓜熟蒂落"一样。胎儿分娩必须经过的阴道,又称"软产道",除剖宫产术(旧称剖腹产术)外,阴道是正常分娩时的必经通道。以上这些功能是通过阴道的收缩、扩张、分泌和吸收等多种生理作用完成的。

(6)阴道与避孕的关系密切:阴道虽然属于内生殖器官,但它直接与体外相通,为避孕节育提供了更多的方便之处,是其他器官难以比拟的。对于女性来说,可以放置阴道节育器(也称为阴道节育环)、子宫帽(套在子宫颈上阻止精子进入宫颈)、阴道套等器具进行有效避孕。

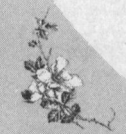

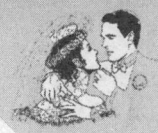

33. 阴道如何保健？

阴道是女性内生殖器官中最容易受到损伤与感染的器官，是妇女保健工作的重中之重。除了一般保健措施必须做到外，还应注意以下方面：①每天必须认真清洁外阴部。②洗澡必须洗淋浴，如无条件洗淋浴时，也不能坐在盆子中洗阴部，而要将臀部抬起距离水面清洗。③月经来潮一定要事先准备好月经垫、卫生巾等必需品，这些用品要进行消毒、灭菌，当然也可以购买专用的已经灭菌和消毒过的卫生用品。④若因病菌感染必须坐浴时要加适当药物，如高锰酸钾或新洁尔灭等外用药品于水中，才能保证安全；患滴虫阴道炎时，治疗期必须夫妻同治，因为滴虫可以生长在男性尿道中，如果仅妻子治疗，而丈夫不治疗，即使妻子治好了，再次性交时，滴虫又从丈夫尿道中进入妻子阴道中，成为反复感染。⑤出差或旅游的女性，不要随便使用宾馆或酒店提供的洗澡用品，尽可能减少间接感染的机会。⑥丈夫是妻子的性伴侣，一定要保持自己的性器官清洁与卫生，尤其要洁身自好，千万别因为自己的一时疏忽给妻子带来意外的感染或损伤。⑦月经期不能性交，一是避免男性生殖器官引起的感染；二是避免腹部受压引起已经剥脱的子宫内膜通过输卵管进入腹腔，导致子宫内膜异位症。⑧对女孩子，尤其是女婴，在擦肛门残留大便时要从前向后擦，以免污染阴道口。

34. 处女膜的结构与功能如何？怎样知道处女膜是否破裂了？

从处女膜的解剖结构来看，处女膜并不是字面意义上所谓的一层膜，它其实是一块很薄、很柔嫩的黏膜组织，位于距离阴道口

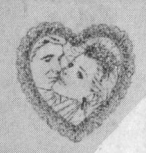

3 毫米左右处,呈一圈环形阴道外口的皱襞状组织。正常的处女膜上都有孔隙,可呈环状、半圆状、筛状等,称为处女膜孔。处女膜的黏膜组织内含有丰富的微血管、神经末梢等。因而,当处女膜破裂时,女性常会出现阴道少量流血,并伴有疼痛。

处女膜的功能:青春期前,女性的生殖器官尚未发育完善,阴道的黏膜较薄弱、酸度也较低,因而不能抵抗细菌的入侵。而这时的处女膜较厚,起到保护女性生殖系统的作用。

女性性成熟后会来月经,月经血正是通过处女膜孔而排出体外的。如果处女膜上没有这一孔隙,月经血就不能顺利排出体外,这种现象在医学上称为"处女膜闭锁"。

一般来说,要判断处女膜是否破裂,需要经专业妇科医生进行检查后才能确定。自己判定处女膜是否破裂较困难,即使是与之发生性生活的男性也很难判定。多数男女常常以性交时阴道是否出血来判断女性的处女膜是否破裂。其实,这种判断方法是不十分科学的。因为除此之外,导致女性阴道出血的原因有多种,如女性患阴道炎、子宫肌瘤等。此外,一些处女膜在破裂时出血很少,并不一定会流出阴道外。另外,还有的处女膜肥厚,甚至不破裂,自然也不会出血。

35. 卵巢的结构是怎样的?

卵巢是位于盆腔内,输卵管后下方的一对扁椭圆形的性腺——女性的生殖腺体。青春期前,卵巢表面光滑,青春期开始有卵子逐渐生长、发育、成熟,并且每月有成熟卵子排出卵巢。排出卵子后,表面逐渐凹凸不平。成年女子的单个卵巢大小约 4 厘米×3 厘米×1 厘米,重 5~6 克,呈灰白色;卵巢可以分为内、外两侧,前、后两缘,上、下两端;内侧面朝向盆腔,外侧面贴靠盆腔前壁;上端与输卵管末端相接,下端借韧带连接子宫;后缘游离,前缘

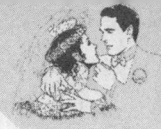

借系膜连接阔韧带,前缘中部是卵巢门,其中有血管与神经及淋巴管出入。卵巢表面为生发上皮覆盖,其内为纤维组织构成的卵巢白膜,再往内是卵巢组织,分为皮质与髓质两部分。皮质在外,其中有数以万计的始基卵泡(也称原始卵泡,卵子即由此发育而来);髓质为卵巢的中心部分,含有丰富的血管、神经和淋巴管,其内无卵泡(图2)。绝经期后卵巢萎缩变小、变硬。

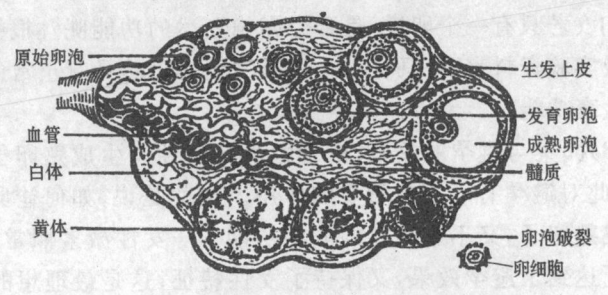

图 2　卵巢的结构及排卵示意图

36. 卵巢的主要功能有哪些？与避孕有什么关系？

卵巢主要有两大功能,即排卵与产生女性激素(主要是雌激素与孕激素)。

(1)产生成熟卵子并排出卵子:在下丘脑及垂体激素的调节与控制下,原始卵泡才能生长、发育、成熟而排卵。卵子排出后进入输卵管,若遇精子便可受精。排卵是女性生殖功能的基本核心。通常每月排卵1次,每次基本上排出1个成熟卵子,由两侧卵巢交替承担;当一侧卵巢生病或切除后,剩余的卵巢则每月排卵。排卵多发生于两次月经中间,一般在下次月经来潮前14日左右。

(2)分泌女性激素:发育过程中的卵泡就有产生雌激素的功

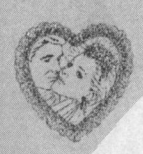

能,并且随着卵子的长大与成熟过程,它产生雌激素的量也逐渐增加,在接近排卵时(成熟卵子)雌激素量达到高峰,对促进排卵是必需的。排卵后,卵泡壁形成黄体,其中的颗粒细胞与卵泡膜细胞能合成及分泌孕激素,也产生部分雌激素,它们是维持女性生理及协助受精卵在子宫内种植发育的重要条件。这些激素直接进入血液循环,分布至全身而起作用。

妇女若只有一个卵巢,是否会影响上述的功能呢? 根据临床经验及实验资料表明,只有一个卵巢的妇女仍然具有正常的内分泌及生育功能。

(3)卵巢与避孕的关系:由于卵巢是女性产生成熟卵子的基地,因此对避孕有着十分重要的作用。也就是说,如何让卵巢不产生成熟卵子,又不影响它的分泌功能——女性激素照常产生,这样既达到了避孕效果,又保持了女性特征,这是最理想的避孕方法。

37. 输卵管的结构是怎样的?

输卵管是一对细长而弯曲的管道,左、右各一条,位于盆腔内的子宫两侧,内侧端与子宫角相通,外侧端游离,与卵巢接近。输卵管末端(称为漏斗部或叫伞部)与卵巢相邻。输卵管全长 8～14 厘米。输卵管根据其形态可分为四部分(图 3)。

(1)间质部(又称子宫角部):为通入子宫腔内的部分,狭窄而短,约为 1 厘米长,以输卵管子宫口与宫腔相通。

(2)峡部:为间质部外侧的一段,管腔较窄,管壁较厚,长 2～3 厘米。

(3)壶腹部:在峡部外侧,管腔较宽大,管壁较薄,长 5～8 厘米。

(4)漏斗部(或伞部):为输卵管的末端膨大的部分,其中央有

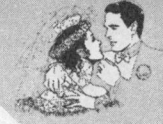

输卵管腹腔口,开口于腹腔,长 1～1.5 厘米,游离端呈漏斗状,有许多须状组织,盖在卵巢表面,形状像"雨伞"状,故又称为输卵管伞部,有"拾卵"作用。

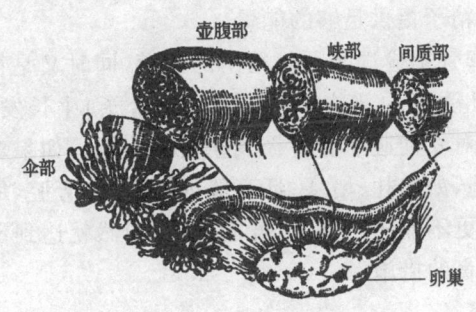

图 3 输卵管结构与卵巢关系

38. 输卵管的功能是什么？与避孕有什么关系？

输卵管是输送精子、卵子和受精卵的通道,伞部能捕捉卵子,并为卵子与精子的结合提供场所(壶腹部)。因此,它对女子受孕具有重要作用。精子从子宫颈进入子宫腔中,然后再从子宫腔与输卵管相连接处进入输卵管。精子在输卵管中的运行受输卵管蠕动、输卵管黏膜活动的影响,而这些活动,又受卵巢激素的控制。排卵期,由于高水平雌激素的影响,输卵管蠕动的方向由近端向远端,推动精子由子宫角部向输卵管壶腹部移动。同时,峡部内膜分泌增加,其液体向腹腔方向流动,从而有助于精子的运行。当卵巢排出卵子后,输卵管漏斗部便"拾捡"卵子,并使之飘浮于输卵管液中。在输卵管壶腹部,由于大量的皱襞有利于精子与卵子在此停留、受精。然后,受精卵在孕激素作用下,又借着输卵管的蠕动性

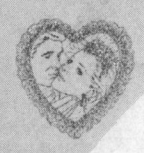

收缩和纤毛的摆动,向子宫腔运行。

输卵管黏膜受女性激素的影响,也有周期性的组织学变化,但不如子宫内膜明显。此外,在排卵期间,输卵管液中糖原含量迅速增加,从而为精子提供足够的能量。

由于输卵管是输送卵子与精子的通道,同时又是精子与卵子相遇并且在此受精的部位,还是受精卵(合子)生长发育的基地。因此,输卵管对女性避孕起着极其重要的作用。如果对输卵管采取一定的措施,如结扎、堵塞、环套等,阻断输卵管腔,那精子与卵子不能通过,更不能相遇,就不可能受精,当然就达到了避孕的目的,甚至是绝育的措施。

39. 子宫的结构是怎样的?

子宫是一个壁厚、腔小的肌性实质性器官。子宫位于盆腔中央,呈倒置梨状,为一空腔器官,后面稍凸出,其形状、大小可因年龄和生育情况有所不同。成年女性子宫长7~8厘米,宽4~5厘米,厚2~3厘米,宫腔容量5毫升,重约50克。前面与膀胱、后面与直肠毗邻。

子宫的解部结构分为子宫底部、体部、颈部三大部分。每个部分由浆膜层(外层)、肌层(中层)、黏膜层(子宫内膜层)组成。子宫颈位于子宫最下部,长2.5~3厘米,以阴道附着部为界,在阴道以上的宫颈部称为宫颈阴道上部,下端插入阴道内的部分称为宫颈阴道部。子宫颈内有宫颈管,其内口与子宫腔相通,外口开于阴道顶部与阴道相通。临床上可通过宫颈黏液的检查,了解卵巢的功能情况。子宫体为子宫上部较宽的部分,其两角部与输卵管相通(图4)。

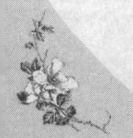

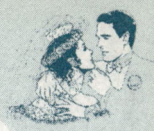

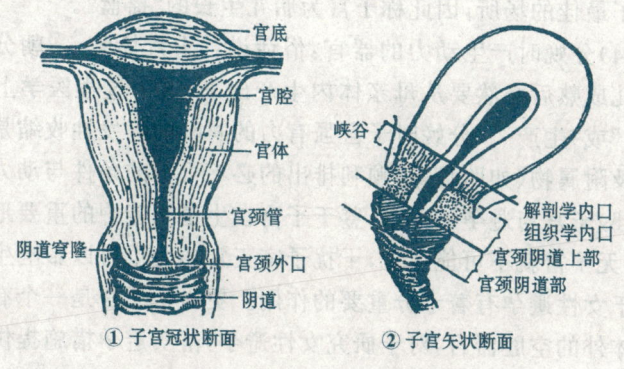

① 子宫冠状断面   ② 子宫矢状断面

图4 子宫结构及宫腔形态

40. 子宫的功能是什么？与避孕节育有什么关系？

（1）产生月经：子宫内膜功能层受性激素的影响，在雌激素的作用下具有增生期变化；在孕激素的作用下具有分泌期变化，当这两种激素都下降时，子宫内膜就剥脱下来——月经形成，这是子宫内膜的周期性变化（基本上每月1次）。

（2）子宫颈的分泌功能：子宫颈管内有分泌腺体，可以分泌黏液，平时呈黏稠状态，并形成栓子状，可防止细菌侵入；排卵期分泌物增多，并且变得稀薄，有如鸡蛋清状，有利于精子通过。性交时精子经子宫颈容易穿过这种稀薄的宫颈黏液进入子宫腔中，再运行到达输卵管与卵子结合。

（3）子宫是胎儿发育的基地（是养育胎儿的摇篮）：受孕后，早期胎胚经输卵管送入子宫腔内，这个"小生命"在子宫腔中游动一段时间后，自己会找一个最适合的部位"住"下来，这就是医学上所说的"胎胚植入"或"胚胚着床"成功。子宫为胚胎生长、发育、成长

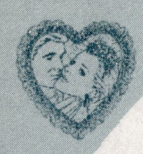

提供了最佳的场所,因此称子宫为胎儿生长的"摇篮"。

(4)分娩时产生动力的器官:俗话说:"十月怀胎,一朝分娩",当胎儿成熟后必然要从母亲体内生产出来,这个过程医学上叫作"分娩"或"生产"。分娩时子宫强有力的间断的阵发性收缩是促使胎儿及附属物(如胎盘等)顺利排出的必不可少的条件与动力。

(5)子宫与避孕的关系:鉴于子宫在生殖功能中的重要地位与作用(无子宫就不可能生育,干扰子宫正常功能也可以影响生育),这对于女性避孕有着十分重要的作用。更由于子宫是一个有管腔通向体外的空腔器官,对于研究女性避孕,落实避孕措施提供了极好的条件与基础。所以,子宫是医学家们采取避孕措施的极好器官,如各种类型的宫内节育装置(也称宫内节育器)的使用,对控制生育起到了很好的作用,从而对调节生育能力产生了巨大效果。同时,由于子宫颈通过阴道,与体外相通,为避孕失败后的胚胎处理(人工流产或引产)提供了可能性与可行性,因而也是控制生育率的有效方法之一。

41. 女性生育必须具备哪些条件?

(1)能产生成熟的"种子"——成熟卵子排出:女性卵巢中卵子的发育始于胚胎期,女婴出生时卵巢中有 15 万～50 万个原始卵细胞(卵母细胞)。到了青春期,卵母细胞开始发育并成熟。女性的生育期有 300～400 个卵母细胞发育成熟,并从卵巢依次排出,这就是女性成熟的"种子",是生育的必备条件之一(图5)。

(2)能顺利运送"种子"——输卵管功能正常:成熟卵子从卵巢排出后,很快被输卵管的伞部拾起,并沿着输卵管腔输送。输卵管是一对细长而弯曲的管子,内侧与子宫角部相连通,分为四个部分:间质部、峡部、壶腹部与伞部,全长 8～14 厘米。伞部的功能是捡拾从卵巢中排出的成熟卵子;壶腹部是卵子受精的部位。只有整条输卵管通畅,才能顺利怀孕。

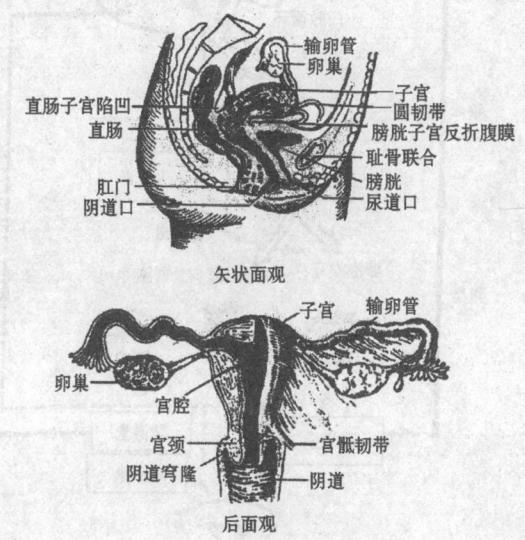

矢状面观

后面观

图 5　女性内生殖器组成

（3）"种子"种植地肥沃——子宫功能正常：子宫呈前后稍扁的倒置梨形,重约 50 克,宫腔容积 5 毫升左右。分为子宫底部、体部与子宫颈部。是受精卵着床与胎儿生长发育的最佳场所。子宫结构分为浆膜层、肌层与内膜层,胎儿孕育在子宫的内膜层。就像庄稼是生长在最肥沃的土壤层中一样。

（4）精子进入的门户正常——阴道畅通：阴道是女性接受精子的器官,只有阴道结构正常,功能正常才能接纳精子,并为精子通过子宫颈进入子宫腔与输卵管创造条件。

（5）妊娠的保障系统协调一致——生殖轴系统正常：上述生殖器官功能是否能正常发挥各自的功能,除了解剖结构正常外,还必须有生殖轴系统的正常功能作为保障——即妊娠的神经内分泌调节。也就是说,女性的下丘脑-垂体-卵巢轴的功能必须正常（图 6）。

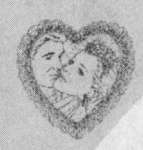

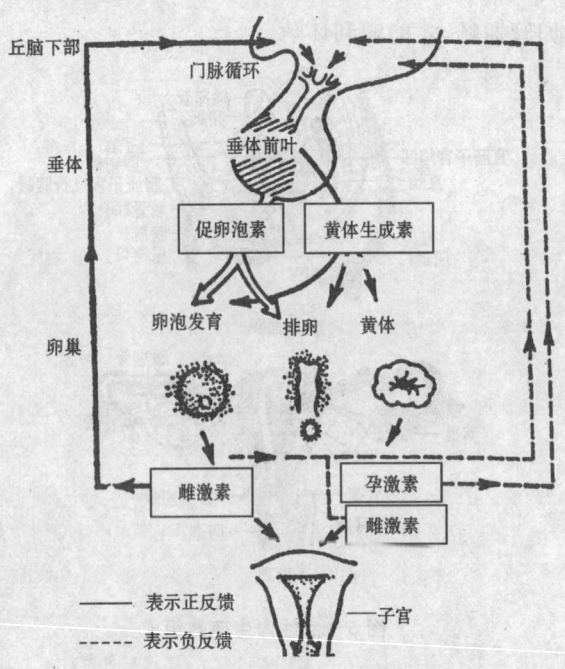

丘脑下部

门脉循环

垂体

垂体前叶

促卵泡素　黄体生成素

卵巢

卵泡发育　　排卵　　黄体

雌激素　　　孕激素

雌激素

—— 表示正反馈

---- 表示负反馈

子宫

图 6　女性下丘脑-垂体-卵巢轴及调节

　　女性生殖轴包括下丘脑、垂体与卵巢，通过各自分泌的物质——激素来调节下级器官，启动下级器官的功能。同时下级器官又通过其分泌的激素水平高低来给上级器官反馈信息。上级器官对下级器官是直接调节作用，下级器官对上级器官是反馈调节作用。反馈调节作用包括正反馈与负反馈作用，"正反馈"是对上级器官的功能起促进作用；"负反馈"是对上级器官的功能起抑制作用，正是这种极其精细的直接调节作用与正、负反馈调节作用才使得妊娠得以实现。

　　当前，许多避孕药与方法都是通过对女性生殖内分泌系统的功能调节来实现的。例如，口服避孕药，就是通过服用外源性激素

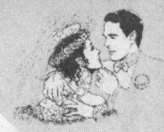

（雌激素与孕激素）提高血液中的激素水平，对下丘脑与垂体形成"负反馈"作用——抑制下丘脑与垂体促性腺激素（FSH 与 LH）的分泌，导致卵巢中原始卵泡不能生长发育成熟，无成熟卵子排出卵巢，从而达到避孕的目的。

42. 如何通过"抗排卵"控制生育？

妇女成熟卵泡排出卵子和它周围的一些细胞，医学上称为"排卵"。正常情况下，育龄妇女每月有一次排卵，常出现在月经中期。

为了解决世界人口增长率过快的问题，科学家们深入地研究了排卵生理及其相关的药理，以采取各种措施对抗排卵，是开展计划生育工作的重要途径之一。在 20 世纪 50 年代末，开始试用雌激素、孕激素避孕药，其作用环节虽各有异同点，但多数避孕药的作用机制都是以抗排卵作用为主要环节的。

为了"抗排卵"，必须了解生理性排卵的机制与规律，为此科学家们进行了大量研究，并且取得了显著成就。

（1）排卵生理：人体排卵是一个较缓慢的生理过程，医学家们认为，在卵泡成熟时，卵泡内的一些酶，如蛋白溶解酶、淀粉酶、胶原酶、透明质酸酶等活性增强，使卵泡壁溶解破裂而排卵。当然，成熟卵泡的体积增大，内部压力增高也是促使卵子排出的因素之一。

卵巢中卵子的成熟与排卵及内分泌功能都直接受下丘脑与垂体的控制与调节，称为"下丘脑-垂体-卵巢生殖轴"或"性腺轴"。下丘脑、垂体、卵巢三者之间是互相促进又相互制约的。它们之间的联系主要通过各自分泌的激素来互相调节。下丘脑分泌促性腺激素释放激素（GNRH）作用于垂体（腺垂体）使之产生促性腺激素即促卵泡生成激素（FSH）与促黄体生成激素（LH），此类激素再作用于卵巢，促进卵巢中的原始卵泡发育、成熟与排卵。与此同时，卵巢中分泌的雌激素与孕激素量增多（成熟卵泡分泌雌激素，

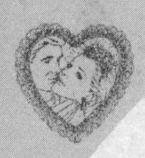

而黄体则主要分泌孕激素)又可以"反馈性"作用于垂体与下丘脑,使它们的分泌功能下降,分泌的激素量减少,从而控制原始卵泡的无规律性发育。这就是为什么育龄妇女每个月经周期基本上只有一个卵子成熟与排出的道理,也是内分泌性不孕症的发病机制。

(2)抗排卵作用:如前所述,凡能影响下丘脑-垂体-卵巢生殖轴中任何一个环节或对下丘脑及垂体能产生"负反馈作用"而不出现"正反馈作用"时,就有可能抑制排卵即抗排卵。目前,已应用及正在研究的抗排卵措施有以下几种:①合成雌激素和孕激素避孕药:已在临床上广泛应用,节育效果可靠。使用方法有雌激素、孕激素序贯用药、雌激素和孕激素合并用药、孕激素单独用药等。给药途径有口服、注射、埋植、节育器带药等。药物作用时间有短效避孕药、长效避孕药等。②促性腺激素释放激素类似物及拮抗剂(也称为黄体生成素释放激素类似物及拮抗剂):其中"拮抗剂"能与下丘脑分泌的促性腺激素释放激素(GNRH)争夺其在垂体中的"受体",使其失去促使垂体分泌功能受抑制;其中"类似物"也是占据促性腺激素释放激素(GNRH)的"受体",而且其功能数倍于GNRH。因此,阻断 GNRH 的生理作用,抑制垂体的分泌功能,使血中的促卵泡激素(FSH)与促黄体生成激素(LH)处于极低水平,导致卵巢中卵子不能按时成熟与排卵,使抗排卵作用得以实现,达到控制生育的目的。

43. 如何通过"抗受精"控制生育?

凡阻止精子与卵子相遇,或使精子失去与卵子结合的能力,统称为"抗受精"。

受精过程始于精子在女性生殖道的获能、精子穿过次级卵母细胞透明带、精子原核与卵子原核染色体联合与重组,是一系列化的生理过程。成熟卵子从卵巢排出,被输卵管漏斗部吸入输卵管中,

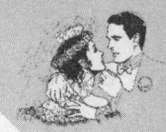

通过输卵管肌肉蠕动与黏膜纤毛摆动,数分钟内卵子被送到输卵管壶腹部与峡部交接处,停留 2～3 日。在此若有精子来到此处,则精子与卵子相遇,精子主动向卵子发起"进攻"——受精发生了。

当精子一旦接触到卵子,即与卵子表面成直角排列,精子的顶体释放一系列水解酶,消化与分解卵子周围的卵丘细胞与透明带,精子与卵子膜首先相融合。当精子进入卵浆中时,精子头、体、尾全部进入卵子内,很快精子的头、尾膜迅速消失,仅留单倍体精原核。与此同时,卵子发生第二次成熟分裂,成为一个单倍体卵原核与第二极体。当精原核与卵原核结合并产生了核膜时,核膜内精子与卵子的染色体重新组合为一个新细胞——受精卵,整个受精过程就完成了。

正常情况下,一般在性交后 36 小时后完成全部受精过程。因此,"抗受精"必须赶在此前进行,才能起到抗生育作用——控制生育。目前,对于"抗受精"作用的研究从以下三个方面着手,并且取得了显著效果。

(1)改变宫颈黏液的性质,阻止精子进入子宫及输卵管中。子宫颈黏液由子宫颈黏膜分泌细胞所分泌,含大量水分与黏蛋白,相互结合成水凝胶,具有黏液拉力的特性。子宫颈黏蛋白及由糖蛋白分子集合成一个原纤维系统。黏蛋白大分子聚成微颗粒,排列成与子宫颈轴平行,像许多隧道引导精子向上游动。颗粒间相距0.5～5.0 微米,其间只有少量交叉链。若原纤维排列呈致密网络,网眼大小为 0.1～0.5 微米,而精子头宽为 3 微米左右,故精子不能通过这些网眼向上游动,而被阻止在子宫颈外口之处,使精子无法与卵子相遇——抗受精成功。为此,医学家们设计了避孕药,如雌、孕激素复合避孕药,尤其是单纯孕激素避孕药,就能达到上述目的。

(2)干扰精子获能:精子在女性生殖道中之所以能够运动自如,是因为它们在女性生殖道中完成了获能过程——获得了活动

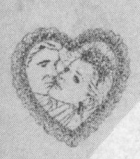

的能量。生殖生理学指出,精子一定要在女性生殖道中停留一段时间后,去除精子头部的"去能因子",才具有受精能力,这个过程称为精子获能。精子获能是在子宫与输卵管液中完成的,干扰精子获能,就可以使精子失去与卵子结合的能力。因为子宫中的水解酶能消除精子头部的去能因子,使精子顶体暴露;精子与输卵管液接触后,精子活力明显增强。性激素类避孕药能改变子宫与输卵管液的性状与性能,对抑制精子获能有一定作用,从而起到抗受精作用。也有学者合成一种精子顶体酶抑制剂用作阴道避孕药,抑制精子顶体酶的释放,使精子不能穿过卵子的透明带而达到抗受精的作用。例如,甲苯磺酰-左旋赖氨酸-氯甲基酮-盐酸盐就是其中的一个制剂,但还有待深入研究才能用于临床。

(3)阻止精子穿过卵子透明带受精:在成熟卵子的周围有一层含黏多糖和蛋白质的透明带,受精时,精子必须穿过卵子的透明带。由于透明带上有精子受体,精子对卵子的识别是在特定部位上的受体相结合。只要干扰这个部位,就可能封闭精子对卵子的接触,达到阻止受精的目的。近年来,科学家们对透明带进行了免疫避孕方面的研究,取得了显著性进展。动物实验也取得了很好的结果。但用于人体尚待进一步研究与探讨。也有学者对精子的受体进行分离和纯化,然后利用它备成疫苗,作为主动避孕免疫剂,以阻止精子与卵子的结合——抗受精。这些都是当前研究的重点课题,有望在不久的将来取得应用成果。

44. 如何通过"抗着床"控制生育?

凡阻止受精卵在子宫内膜着床(也称为受精卵植入)的措施统称为抗着床节育方法。

受精卵在输卵管内运行的同时进行卵裂,受精后 24～36 小时开始分裂,72 小时后发育成为桑葚胚。在卵裂的过程中,分泌液

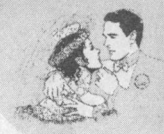

在细胞间聚集,逐渐形成胚腔。96小时后形成胚泡,进而发育成为胚层与滋养层。胚层就是内细胞团,位于囊胚腔的一端,将来发育成胚胎本身。滋养层只有1～2层细胞,围绕着囊胚腔与内细胞团,以后发育成胎盘。

在受精后3～6日胚泡进入子宫腔中,在子宫腔内呈游离状态继续发育,一般需要1～4日。受精后7～8日,胚泡开始着床。一般着床发生在子宫体部的前壁或后壁。生殖生理学研究指出,着床要经过下列几个步骤:①贴近,胚泡与子宫内膜相贴近。②附着,胚泡附着在子宫内膜上。③黏着,胚泡滋养层与子宫内膜上皮紧密联合,细胞间有桥粒形成。④融合,子宫上皮细胞的细胞膜消失与合体滋养层细胞相融合。⑤侵入,滋养层继续侵入子宫内膜间质内。⑥包围与穿透血管,合体滋养层细胞进一步包围和穿透血管壁。胚泡侵入时所形成的破口,迅速由内膜上皮细胞所修复。在受精后11～12日胚泡完成在子宫腔内的全部着床过程。

受精卵能否顺利地着床,关键取决于胚泡的发育与子宫内膜的生理变化,二者必须精确同步发育。若胚泡、子宫内膜与黄体三者之间任何一方受到干扰或破坏,皆可能导致胚泡着床的失败。因此,利用这一机制,人为地干扰或破坏着床的条件来达到控制生育的目的称为"抗着床"。

抗着床从狭义方面理解,即阻止胚泡在子宫腔内的着床。而从广义方面来理解,即干扰受精卵着床过程中的任何一个环节,均可以达到抗胚胎着床的目的——控制生育。为了达到控制生育的目的,可以采用以下措施来阻止胚泡的顺利着床。

(1)改变卵子运行的速度:受精卵在输卵管内运行的同时进行卵裂过程,子宫内膜同时为接受胚泡而发生相应的同步性变化——为接受胚泡做好准备。若用药物改变受精卵运行的速度,干扰二者之间的同步发育就可以达到抑制受精卵着床的目的。研究资料指出,输卵管肌肉蠕动与输卵管内膜纤毛运动波是推动受

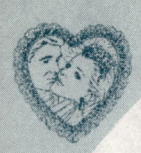

精卵向子宫方向移动的动力。而这两种力量是被体内的相关激素所调节与控制的。例如,应用抗雌激素作用的药物可加速卵子的运行,使卵子在没有受精前到达子宫腔中以达到避孕作用;同理,若使胚泡过早到达子宫腔中也可干扰胚泡的着床。因此,就有探亲避孕药与事后紧急避孕药物的诞生。

(2)改变子宫腔内液体成分:早孕时期,子宫腔液体内含有一种特异性蛋白质,称为特异性妊娠蛋白。这种蛋白质胚泡自身不能分泌,只有子宫内膜能合成,又称为"胚激肽",其作用有两方面:一是促使胚胎发育;二是保护胚泡不受伤害。如果人为地控制子宫中特异性妊娠蛋白的形成与产生,或干扰其进入胚泡,就可以使胚泡着床受到控制——节制生育。目前这类措施还在研究之中。

(3)干扰黄体功能:成熟卵子在排卵后形成黄体,一旦胚泡着床,滋养层细胞即分泌绒毛膜促性腺激素(HCG)促进黄体形成妊娠黄体。妊娠黄体分泌大量的孕激素与雌二醇,以维持子宫内膜的生理变化。胚泡着床前,是垂体分泌的黄体生成激素(LH)对黄体发育起主要作用。胚泡着床后,由其产生的 HCG 代替 LH 营养黄体。如果说 HCG 分泌不足,或 HCG 的作用受到干扰,则黄体得不到营养与支持,黄体发生萎缩,孕激素水平下降,早孕就会中止。因此,人为地干扰黄体功能,在人类也可以达到抗着床的目的。对这方面可采取的措施包括:①干扰胚泡维持黄体功能:如应用 HCG 免疫疫苗的免疫避孕方法。②干扰子宫内膜孕激素(孕酮)受体功能:如用与孕酮类似物与孕酮竞争孕酮受体,则使生理水平的孕酮失去了生理作用,从而达到抗着床之目的。如当前应用的避孕药物米非司酮(RU486)就能起到这类作用。

(4)干扰蜕膜功能:排卵后,子宫内膜已为受精卵着床做好准备。在排卵后 10 日,子宫内膜的螺旋动脉旁间质细胞开始增大,成为前蜕膜细胞。着床后 2 日,前蜕膜细胞转化为蜕膜细胞,为胎盘形成前的胚泡提供营养。蜕膜除营养胚泡外,还能限制滋养层

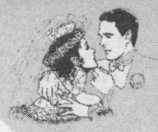

细胞的侵入,并保护胎儿免受母体子宫免疫反应的排斥。从蜕膜的角度抗着床可以通过以下方法:①如用雌激素或孕激素避孕药干扰子宫内膜的同步性变化。②蜕膜免疫,通过免疫途径控制胚泡着床。③放置宫内节育器改变子宫腔的内环境,影响与阻止胚泡着床——控制生育。

总之,从抗着床的途径考虑避孕措施与方法是可行的,而且效果很好,前途宽广。例如,宫内节育器就为人类生育的控制起到了巨大作用,为减少人口增长做出了贡献。

45. 如何通过"抗早孕"控制生育?

凡能使已经着床的胚胎从子宫腔中排出的方法与措施称为"抗早孕"。

长期以来,科学家与医学家们致力于抗早孕方面的研究与探索,期待能找到用相关药物排出早期妊娠的胚胎即抗早孕的途径,以替代人工流产手术。对于抗早孕药物的基本要求是:具有发动强烈子宫收缩的作用、能将胚胎与附属物,如蜕膜等排出体外;或者具有杀伤胚胎、胎盘与蜕膜,然后激发子宫收缩将它们排出体外的作用。经过大量研究,前列腺素、米非司酮、天花粉、芫花萜等药物具有上述作用,具有一定的抗早孕效果,但又都不十分理想。目前正在进行深入研究的相关抗早孕途径与药物如下。

(1)发动子宫收缩药物:自从 1969 年发现前列腺素(PG)具有抗生育作用以来,国内外医学界皆用于抗早孕。已知前列腺素中主要是前列腺素 E(PGE)与前列腺素 F(PGF)对生殖功能的各个环节具有广泛作用,可以影响正常妊娠与刺激子宫收缩,干扰正常妊娠的作用。但由于前列腺素在体内的半衰期短,消失快,单一使用不足以排出早期胚胎,所以科学家们都将前列腺素与其他药物配伍使用,这样抗早孕效果更好。例如,与丙酸睾酮或 18-甲基三

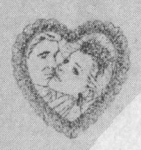

烯炔诺酮等药物合用抗早孕作用更强。

(2)杀伤滋养层细胞药物：滋养层细胞是确保胚胎生长发育的基础,若用相关药物将其杀伤或使之功能丧失,早期胚胎会自然死亡后排出体外。目前认为,中草药天花粉蛋白能专一杀伤滋养层细胞,特别是外层的合体滋养层细胞。天花粉用于中孕引产的有效率达98%;肌内注射或子宫腔内(羊膜腔外)注射天花粉蛋白提取物5毫克抗早孕有效率达85%。但天花粉蛋白存在变态反应,因此还不能广泛使用,科学家们正在进一步的分离与纯化之中。其他的抗代谢的药物,如杀伤肿瘤细胞的药物,虽然对胚胎滋养层细胞具有杀伤作用,但由于其毒性大,不能应用于计划生育之中,但科学家们仍在不断地努力研发更新更好的药物。

(3)杀伤蜕膜药物：蜕膜组织中有大量的前列腺素及合成前列腺素的酶。当子宫腔内或羊膜腔外注射中草药芫花萜80微克就可以引起蜕膜坏死,使内源性前列腺素合成增加,引起子宫收缩,导致流产。单一使用有效率为70%左右。若与其他药物配伍使用效果更好,如丙酸睾酮或18-甲基三烯炔诺酮等。

(4)抑制性激素药物：目前对促性腺激素释放激素(GNRH)及其类似物进行研究,显示具有一定的抗早孕作用;肾上腺激素的抑制剂等也具有一定的抗早孕作用,但都还处在研究阶段。这些药物大多是通过阻断孕酮的生理作用而发挥抗早孕效果的。

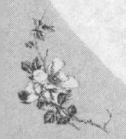

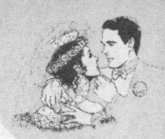

三、女用避孕药物

46. 什么是女用口服避孕药？

女用口服避孕药是指一类经过口服后，能达到妇女避孕效果的药物。这类避孕药的作用环节比较广泛，但以抑制排卵为主要的功能，也就是说，口服避孕药基本上抑制了卵巢的功能，尤其是排卵功能被抑制而达到避孕目的。目前，有短效口服避孕药，每月服用 22 片，服 1 个月避孕 1 个月；也有长效口服避孕药，每月只服 1 次，可避孕 1 个月。还有探亲避孕药、紧急避孕药等。

47. 短效口服避孕药的避孕作用有多久？

短效避孕药不是说吃完马上就避孕，之后就失效的。短效避孕药是要按照月经周期服用的，也就是说，服用一个月经周期就避孕 1 个月，之所以称为短效口服避孕药也就是这个原因。

目前，最好的短效避孕药是三相片，它是模仿正常月经周期中的内源性雌激素、孕激素水平有增殖期、排卵期、分泌期的不同变化，将一个周期服药日数分成 3 个阶段，各个阶段所服药片中的雌、孕激素剂量均不相同。按顺序服用，每日 1 片，共 21 日。国内市场上的特居乐(商品名)就是这种三相短效避孕药片。

48. 短效口服避孕药如何服用？

初次服用短效口服避孕药者，从月经来潮的第 5 天起，每天服

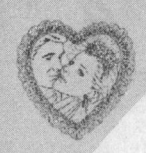

1片,最好每天固定一个时间服用(如每晚睡前服用最佳),以保持血液中药物水平的相对平衡。最好每晚睡前服用,连服22天,停药后3天左右月经来潮(实际上是药物撤退性出血)。待下次月经来潮第5天起再次服用下一个周期的避孕药。若停服避孕药后无月经来潮,可在停药后第7天接着服下一个周期的避孕药。

49. 短效口服避孕药的避孕机制与效果如何?

短效口服避孕药为女用避孕药,主要成分是孕激素和雌激素,具有抑制卵巢排卵,干扰子宫内膜正常生长,改变子宫颈黏液性质,以及改变输卵管正常蠕动等作用。正规服用避孕药物,其避孕成功率达99.9%左右。失败的可能原因是呕吐、腹泻等原因导致避孕药吸收不完全,或因病用了其他药物,而这些治疗性药物中有的药物可能与避孕药产生了相互作用,尤其相互拮抗的作用等,导致避孕药物没有充分发挥作用,或排除过快或作用被阻断等不利影响而导致避孕失败。

50. 短效口服避孕药除避孕外还有何作用?

短效口服避孕药除了给女性带来很好的避孕效果外,还可能会带来额外的益处。

额外益处不仅仅是降低乳腺癌的发生率,还可以减少月经量,特别是对那种月经量比较多的人,这个作用是非常好的。再有,短效口服避孕药可以减轻痛经,甚至使人在月经期痛经消失,减少了很多女性在月经期对工作、生活的干扰;另外,对于有轻度的子宫内膜异位症者还有治疗作用。有些人服用了短效口服避孕药以后

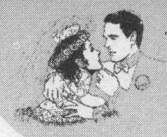

说:"我脸上皱纹都少了,肤色也好了。"这也是由于避孕药中雌激素的作用造成的。

51. 短效口服避孕药会引起肥胖吗?

年轻女性服用短效口服避孕药,最大的担心就是怕体重增加,对这方面有没有一些研究结论呢?从众多研究结果来看,服用避孕药与体重增加之间没有必然的关系。

体重增加这是困扰当代年轻人的主要问题。有一些人服用了短效避孕药以后,确实会出现食欲比较好的现象,但一般1个月后就会减少,所以如果出现这样的状况,那就要控制一下自己的食欲,多做运动。但是,发胖也和自己处于哪个生理阶段有关系,不能一概而论,不是吃了含激素的避孕药的人才会发胖的,也有不少人因代谢方面的问题发生发胖。换句话说,不服用避孕药而发胖的女性是大有人在的。

52. 短效口服避孕药与肿瘤有关系吗?

短效口服避孕药含有一定量的雌激素成分,这会不会引起女性肿瘤的患病增加呢?

目前的研究结果显示,短效口服避孕药与肿瘤发生之间没有相关性。不但如此,研究的结果提示,短效口服避孕药对卵巢的肿瘤还有抑制作用。目前,没有看到报道避孕药与乳腺癌有什么关系,短效口服避孕药的好处就是雌激素含量很低,然后又有孕激素同时存在,可以减少出血量,同时避免雌激素的其他不良反应。

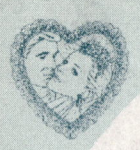

53. 短效口服避孕药的常用品种有哪些？

(1)口服避孕药单相片：目前市场上常见的短效口服避孕药单相片有 7 种。

①口服避孕片 0 号（含炔诺酮 0.3 毫克，甲地孕酮 0.5 毫克，炔雌醇 35 微克）。

②避孕片 1 号（含炔诺酮 0.6 毫克，炔雌醇 35 微克）。

③避孕片 2 号（含甲地孕酮 1.0 毫克，炔雌醇 35 微克）。

④复方左炔诺孕酮片（含左炔诺孕酮 0.15 毫克，炔雌醇 30 微克）。

⑤妈富隆单相片（含去氧孕烯 0.15 毫克，炔雌醇 30 微克）。

⑥敏定偶片（含孕二烯酮 0.075 毫克，炔雌醇 30 微克）。

⑦优思明片（含屈螺酮 3.0 毫克，炔雌醇 30 微克）等，用法基本相同。

(2)口服避孕药双相片：如去氧孕烯双相片，第一相片（第 1～7 片）含去氧孕烯 0.25 毫克，炔雌醇 0.04 毫克；第二相片（第 8～21 片）含去氧孕烯 0.125 毫克，炔雌醇 0.03 毫克。

(3)口服避孕药三相片：如左炔诺孕酮三相片，第一相片（第 1～6 片）含左炔诺孕酮 0.05 毫克，炔雌醇 0.03 毫克；第二相片（第 7～11 片）含左炔诺孕酮 0.075 毫克，炔雌醇 0.04 毫克；第三相片（第 12～21 片）含左炔诺孕酮 0.125 毫克，炔雌醇 0.03 毫克。

54. 口服短效避孕药注意事项是什么？

(1)服用各种短效避孕药必须养成按时、按量服用的良好习惯，不可随意改变或延长服药时间。不要漏服、迟服，发现漏服应于次日补服（12 小时内），否则易造成不规则出血或避孕失败。

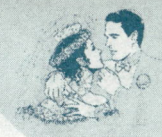

（2）避孕药应妥善保存，避免小儿误服。药片如果受潮、溶化或糖衣层磨损、压碎时，都不要服用，以免影响避孕效果或造成阴道出血。

（3）长期避孕者，应在医生指导下服用。服药期限通常是：短效口服避孕药最长使用6～7年，长效口服避孕药3～4年为宜。可与其他避孕措施交替使用。

（4）服药期间受孕者应中止妊娠。计划生育时，应停药半年后再怀孕，以防生育畸形胎。

（5）非常重要的一点是，不要把自己的避孕药借给别人或是向别人包括朋友借用避孕药。因为不同品牌的避孕药所含的成分不尽相同。如果突然开始服用另一种不同的品牌，可能会感觉一些不适，因为自己的身体必须通过调整来适应另一种新避孕药的激素水平。

（6）如果需要动手术或是长期卧床的话，应在手术（大手术或需静养不动）的前1个月就停止服用口服避孕药。某些手术如果需要长期躺着不动的话，有可能增加血栓形成的危险性。

（7）若计划怀孕生育时，一定要停药半年，改用外用药具避孕，然后才宜受孕，以避免体内残留药物的影响。

55. 妇女在哪些情况下不能服用短效避孕药？

一般而言，凡是身体健康的已婚育龄妇女均可使用避孕药，但处于下列情况者不宜使用口服短效避孕药：

（1）患有急、慢性肝炎或肾炎的妇女不宜服用。因为进入体内的避孕药都在肝脏进行代谢，经肾脏排泄。如果患有急、慢性肝炎或肾炎的妇女使用避孕药，将会增加肝、肾负担。

（2）患有心脏病或心功能不良的妇女不能使用。避孕药中的

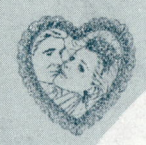

雌激素能使体内水、钠等物质滞留,会加重心脏负担。

(3)有高血压的妇女不宜服用。少数妇女用药后会使血压升高。

(4)有糖尿病及糖尿病家族史者不宜使用。由于服用避孕药后,可能会使血糖轻度升高,使隐性糖尿病变为显性,故对患有糖尿病的女性会产生不良影响。

(5)甲状腺功能亢进的妇女,在没有治愈前,最好不要使用避孕药。

(6)乳房良性肿瘤、子宫肌瘤,以及各种恶性肿瘤患者不宜使用,以免对肿瘤产生不良影响。

(7)过去或现在患有血管栓塞性疾病(如脑血栓、心肌梗死、脉管炎等)者不能使用。避孕药中的雌激素,可能会增加血液的凝固性,会加重心血管疾病的病情。

(8)患慢性头痛特别是偏头痛和血管性头痛的妇女不宜使用,否则会加重症状。

(9)过去月经过少者,最好不用。长期使用避孕药可使子宫内膜呈萎缩状态,更会减少月经量。

(10)哺乳期妇女不宜使用。避孕药可使乳汁分泌减少,并降低乳汁的质量,雌激素还能进入乳汁,对哺乳儿产生不良影响,所以哺乳期妇女不宜使用。

56. 短效口服避孕药常见不良反应是什么?如何处理?

最常见的不良反应是初次服药者出现"类早孕反应",即服药后有恶心、呕吐等;还有少数服避孕药的女性会有头痛、恶心、乳房胀感、体重改变。少数服药妇女有阴道流血。不良反应的处理如下:

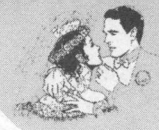

（1）类早孕反应：少数妇女在服药后可能出现恶心、头晕、无力、食欲减退、呕吐、嗜睡等类似早孕反应。轻者一般不需处理，反应较重的妇女，可补充一些维生素 B_6、维生素 B_1，以缓解雌激素对胃肠道的刺激，减轻反应。类早孕反应是由于避孕药中的雌激素刺激胃黏膜所致，往往发生在服药初期，一般坚持服药 2～3 个月后，上述这些反应会逐渐减轻或自然消失。

空腹时服避孕药，出现类早孕反应较为明显，饭后服药可减少雌激素对胃黏膜的刺激，因而能减轻症状，故避孕药最好放在饭后服。短效避孕药多在服药后 4～5 小时出现反应，故此应该放在晚饭后或临睡前服用。有头晕、嗜睡者白天可适当饮用浓茶。

（2）服药期间阴道出血：月经周期的调控好否，是影响口服避孕药接受程度的最重要因素之一，它指的是用药期间或停药间期常有不规则阴道出血和撤退性出血的状况。正常撤退性出血的量过多，出血时间延长或者服药期间常有不规则出血是口服避孕药耐受性差和妇女停用的主要原因。一般服药期间的出血包括：①不规则出血。在服药期间发生的出血，可再进一步分为点滴出血和突破性出血。②点滴出血。少量出血，无需使用卫生巾保护或至多每天用 1 片卫生巾。③突破性出血。量多一些的出血，每天需要 2 片或 2 片以上的卫生巾。

撤退性出血（也称为"月经"，由于是停服避孕药后的"月经血"，又称为药物撤退性出血）是指两次服药之间的出血，是正常情况。撤退性出血使妇女们能确信自己没有怀孕，通常是被她们接受和欢迎的。只要撤退性出血没有比服药前的周期延长，经量没有增加就可以接受。不过，同没有服药的妇女也会出现月经不规则一样，服用口服避孕药的妇女偶尔在停药期间可能会没有撤退性出血，但这并不意味着怀孕了。

短效避孕药安全、有效，绝大多数妇女服用后无任何反应；但有少数妇女在服药期间会发生阴道点滴样或月经样流血，这种不

· 47 ·

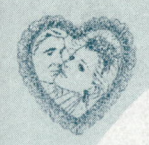

正常的阴道流血称为"突破性出血"。这样的阴道流血实际上是子宫内膜坏死、脱落所致的出血,其主要原因有两点:多由于避孕药的剂量不足;或在应该正常服用的日子中,中途漏服或停服,从而引起体内的雌激素和孕激素水平突然下降,子宫内膜失去激素的支持便发生坏死、脱落而造成阴道流血。

(3)月经量减少,经期缩短:一般不需要处理,经量过少者可加服炔雌醇,每日 0.01~0.015 毫克。

(4)闭经:绝大多数妇女在停药后可自然恢复月经来潮。若连续发生 2~3 个月闭经,在完全排除了妊娠的情况下,应予停药,也可考虑加服炔雌醇片,每日 0.005~0.01 毫克。

(5)其他不良反应的处理:乳房发胀、腰部酸痛、食欲增进、皮疹等。一般可自行消失,不需要处理。

57. 短效口服避孕药会影响生育吗?

回答是——不会!短效口服避孕药是一种可逆的避孕方式,即停止服药后,药物成分能在很短的时间内排出体外,生育能力很快就会恢复。多年来,全球众多科学家广泛深入的研究发现:没有证据显示复方短效口服避孕药会影响女性的生育能力。生育能力的强弱主要和女性的年龄有关,而且,伤害女性生育能力的主要祸手是人工流产,宫外孕和盆腔感染,而短效口服避孕药恰恰能降低这三种情况的发生率,从而保护女性的生育能力。实际生活中,确实是有些女性发现在停止服用复方短效口服避孕药后,没有立即就怀孕,这也是正常的情况,因为在没有口服过避孕药的健康夫妇中,也有 10%~15% 在未采取任何避孕措施的情况下,要经过 1 年的时间才怀上孩子。

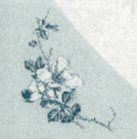

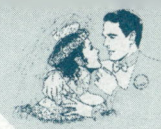

58. 什么是单相片、双相片、三相片口服避孕药？服用方法有何异同？

单相片短效口服避孕药的每片药中雌、孕激素的含量是固定的。常用的短效口服避孕药以单相片为主。此类口服避孕药有1号、2号、0号及复方18-甲基炔诺酮片等。

单相片的服用方法是：于月经周期第5天开始，每日服1片，连服22日，最好在晚饭后或睡前服，以减轻恶心、头晕的反应。每天服药的时间要相对固定。停服药物后2～4日即来月经，于停药后月经的第7天开始服用下周期的药物。

双相片与三相片中的雌激素与孕激素含量根据月经周期中的变化，其药量也有相应变化，这是为了降低避孕药的不良反应，与月经周期中体内的孕激素水平趋于一致。将每个周期服用的药片分为两种剂量的称为双相片，分为三种剂量的称为三相片。

双相片与三相片的服药顺序一般在包装上有详细注明，而且将药物用不同的颜色标示，一般不会错服。国产三相片于月经来潮的第1天开始服用，按标明的顺序每日1片，连服21日。第二个周期是在月经第3天开始服药，连服21日。

59. 口服短效避孕药有哪些优点？

服用短效避孕药进行避孕，是一种比较安全、有效的避孕方法，能够大大减少妊娠的可能性。口服短效避孕药可用于除哺乳期外的所有正常健康的女性。口服避孕药的优点：一是避孕成功率比较高，坚持正确使用，能达到99.9%的避孕率；二是具有可逆性，停药后即可再次怀孕；三是对某些妇科疾病具有一些治疗作用，如子宫内膜异位症等；四是可用作紧急事后避孕药，能够起到

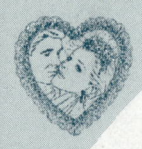

紧急避孕作用。

60. 口服避孕药有哪些健康效应？

口服避孕药的健康效应包括：规律的月经周期，经血血量减少，较少或没有痛经，光滑皮肤，降低乳腺癌、卵巢癌和子宫内膜癌的发生几率，降低盆腔炎症发生的几率，较少发生子宫囊肿，可以帮助保持受孕能力，使骨骼更强壮，减少生理周期的大量出血，减少缺铁性贫血，防止意外受孕。

在妇产科临床上，对于某些月经不规则或排卵无规律的女性，医生有时采用短效避孕药治疗——称之为"人工周期疗法"，通过口服避孕药促进卵巢功能的调整与恢复，往往能收到较好的治疗效果。但使用时间不能太长，一般 3 个周期左右。

61. 服用口服避孕药须克服哪些误区？

误区一　使人发胖。

研究表明，在服药期间，女性体重增加和减少的可能性都存在，而且不相上下。就算是有发胖的迹象，一般也只是在初服药的第一个月内，身体在未适应药剂的时候才出现。如果 1 个月后仍有发胖的现象，并且持续性发展，你可能就需要换一种避孕药了。

误区二　直接连续服用避孕药，对身体有害。

说来奇怪，但是这个停药周的确是可有可无的。在早期，避孕药是仿照月经周期设计的(一般的生理性月经周期是增生期、排卵期、黄体期、月经期，共为 28～30 日)，因为生产商都认为女性朋友仍然想在服药期间拥有 28 日的周期。这就是说，你可以安全地服用药物。服完 22 日(22 片避孕药片后)，休息几天，等待月经的到来是正常的。不必连续不断地服下去。当然，如果偶尔连续性服

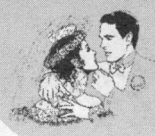

用了也不会产生什么太大的不良影响。对于双相片与三相片避孕药来说，不存在连续服用的问题，因为此类避孕药是按月用量分开包装的。

误区三 避孕药有很多不良反应。

有的妇女在未服用避孕药之前，往往先去询问已经服用过口服避孕药的妇女，但由于部分服药者不是全面的看待避孕药，可能将早期的不良反应有所夸大，或只介绍不良反应，会对准备服用口服避孕药者产生误导——避孕药的不良反应太大。其实，这些妇女应该到医院妇产科或到计划生育指导站向专业人员咨询相关情况，了解口服避孕药的知识，才是最正确的方法与途径。当然，避孕药也是药物之一，任何药品都会有其不利的方面，一些避孕药会有不良反应。但只要是没有禁忌证，在医生指导下服用避孕药，绝大多数女性是没有明显的不良反应的。

误区四 服用双倍剂量会收到加倍的效果。

加倍服药并不会加倍的保护。但是，如果忘记服药（早期服药者中有 47％ 的女性会这样），一定要在 12 小时以内补上。如果药物使用得当，有效率是 99.9％ 左右。因此，认为加倍服用口服避孕药的想法与做法都是不正确的，也是有害无益的。

62. 口服避孕药对服用者有什么益处？

目前，口服避孕药成为育龄妇女们避孕的主要方法之一，并随着口服避孕药成分的不断改进及用量的不断减少，使其具有了以下几种好处。

（1）能有效控制月经量：口服避孕药能缓慢释放雌激素和孕激素，抑制人体自身产生这两种激素，从而阻止卵巢排卵达到避孕的目的，能使月经周期有规律性，月经量减少，并能减少诸如腹部发胀、乳房疼痛等经前综合征。

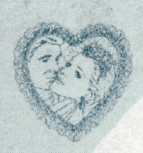

（2）能使皮肤变得更加光洁：避孕药所含的几种女性激素还能使皮肤更加光洁，对改善皮肤健康非常有好处，这是许多试验所证明的功效。也是服用口服避孕药者绝大多人所认同的。

（3）降低患某些妇科癌症的可能性：避孕药最令人意想不到的功效是可以预防卵巢癌和子宫内膜癌，服用避孕药可使妇女患卵巢癌的危险性降低 40％，长期服用时降低幅度高达 80％，还可以抑制结肠、直肠癌。

（4）改善妇女的精神面貌：服用避孕药最大的好处是能使妇女的精神情绪稳定，在月经期情绪更好，甚至当月里情绪都更好，因为不用再想着怕怀孕等问题。

（5）能提高性生活质量：许多研究发现，服用避孕药的妇女比不服避孕药的妇女性生活更频繁，性生活质量也更好，因为月经量减少了，经前综合征减轻了，性欲冲动也更强了。

（6）起到了延缓衰老的作用：避孕药能维持平衡的雌激素水平，可以把这种影响降低到最低限度，雌激素还能增强妇女的骨质。许多研究表明，长期服用避孕药可以延缓甚至防止妇女在 50岁以后开始的骨质损失，对预防骨质疏松有益。

目前，对某些因绝经引起的更年期综合征，有学者主张采用"激素替代疗法"或称"性激素补充疗法"，就是充分利用避孕药中雌激素与孕激素对女性健康有益的原理。

（7）具有紧急避孕补救作用：口服避孕药还有一个特殊的用途，即是在没有采取避孕措施的性生活之后的 72 小时之内服用 2～4 片，可防止排卵和受精卵着床，其有效率可达 75％。

63. 哪些药物会降低避孕药的效果？

口服避孕药避孕是一种高效、简单易行的避孕方法。但是，若在服用避孕药的同时服用某些治疗性药物，则有可能导致避孕失

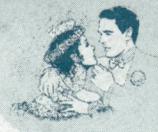

败。哪些药物会使避孕药物"失灵",是育龄妇女十分关心也必须掌握的用药常识。所以,育龄妇女要特别重视以下药物对避孕药的干扰作用。

(1)利福平:是常用的抗结核药物,它可使口服避孕药的主要成分炔诺酮和炔雌醇的代谢加快,降低血液中的药物浓度,还有可能使子宫内膜部分脱落而点滴出血或淋漓不尽,同时使避孕药的药效降低而致避孕失败。

(2)抗生素:有研究表明,服用避孕药的同时合用抗生素(如氨苄青霉素、新霉素、四环素、复方新诺明、氯霉素、呋喃坦啶等)的妇女,她们怀孕的原因是抗生素抑制了肠道细菌群,使产生的葡萄糖醛酸酶的数量大大减少,从而影响了避孕药在肠道内的吸收,使血液中避孕药浓度下降所致。

(3)抗癫痫药:这类药物是酶的诱导剂,如苯巴比妥、苯妥英钠、卡马西平、扑癫酮等。当患有癫痫病的妇女服用这类药时,均能促使肝细胞内药物代谢酶的增加,加速对口服避孕药的破坏,同时也会增加孕激素与球蛋白的结合率,使游离的药物浓度大大降低,导致避孕药失灵。

(4)灰黄霉素:是一种抗真菌药物,它在与避孕药物并用时,可改变肝微粒体酶的活性,使甾体激素下降而致经血减少,导致避孕失败。

(5)酶促进剂:如甲丙氨酯(眠尔通)等镇静安眠药,保泰松等治风湿性关节炎的药物。这些药物有酶促作用,可促进肝微粒体酶催化药物的代谢活性,加速对口服避孕药的代谢,降低避孕效果。若必须使用安眠药时,可选用地西泮(安定)代替。

64. 避孕药对其他药物有什么影响?

(1)激素类药物:如强地松、地塞米松等,在同时服用避孕药

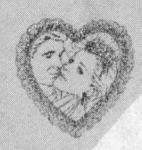

时有增加糖皮质激素的功能,还会使激素类药物的代谢延缓,使糖皮质激素的作用时间延长,使其不良反应大为增加。

（2）解热镇痛药:避孕药可以使某些解热镇痛药药效降低,如对乙酰氨基酚(扑热息痛)可从体内排出,降低药效。糖尿病患者若将降血糖药与避孕药同时服用,因避孕药有破坏葡萄糖耐受性,降低降血糖药药效的作用,可促使病情加重或恶化。

最后,告诫服用避孕药的妇女,倘若因生病需要服用上述药物时,一定要请教医生,或加大避孕药的剂量,或改用其他避孕方法,或改用其他治疗药物。既要做到提高治疗药物的安全性和药效性,又要防范避孕药避孕效果的降低,甚至避孕失败。

65. 如何正确对待服避孕药的错误见解?

口服短效避孕药是目前节制生育的有效方法之一,也是深受育龄妇女喜爱的避孕措施,但少数妇女中存在一些认识上的错误,因此服避孕药者要主动走出对避孕药的 10 个错误见解。

错误见解之一 容易致癌。

这种观点大错特错。临床实践证明,口服避孕药实际上有防癌的保护功效。

大量研究已经证明:妇女只要服用避孕药 1 年,子宫壁出现肿瘤的机会便能减半;若服用 1 年以上,罹患卵巢癌的机会便可减少40％。研究人员经过多次分析后发现,以乳腺癌患病率计,服用口服避孕药的女性比从未服用过的女性延迟 10 年。

不过,由于子宫颈癌一般是由性传播疾病——尖锐湿疣病毒(人类乳头状病毒)所致,故此,服用避孕药的妇女较易患上此症。因为女性一旦服用避孕药便可能会疏于防范,不要求性伴侣使用避孕套(阴茎套),在不设防的情况下,出了事也不知道。所以,为保万全,建议妇女每年做一次宫颈的防癌检查,以防患于未然。

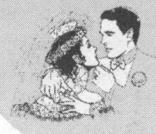

错误见解之二 容易中风。

根据世界卫生组织 1996 年 8 月发表的全面研究证明,事实并非如此。

这项研究对 8 000 名年龄 20～44 岁的服药女性进行分析后发现,她们中风的机会并无异常偏高,同年发表的另一项研究也支持上述结论。

那么,容易中风这种错误观念从何而来呢?听听专家意见吧:六七十年代流行的高剂量避孕药确有稍微增加女性中风的危险,因为药物内所含的雌激素剂量太高,足以引起血栓栓塞,造成中风。而现今的避孕药所含的雌激素已大幅降低,所以,不会对血凝及血黏度构成影响。

错误见解之三 性欲失常。

专家指出:大多数女性在服药后,害怕怀孕的心态便一扫而光,自然会放开怀抱享受性爱的乐趣。不过,并不是所有避孕药都有同样效果,所以性欲程度就不同了。

研究显示,服用三相片避孕药的女性比服用单相片避孕药的女性有较强的性欲和性乐趣,因为前者更能适合女性自身天然激素的周期变化。这都是在正常范围之内的。

错误见解之四 每日必须服用,否则药力失效。

对于这一点必须说明的是,短效口服避孕药必须按周期的每日服用的,若有一天忘了服用避孕药,要在第二天补上(最好不超过 12 小时)。这里说的是"按周期",即指药周期的 22 天,每天必须服用避孕药片,而不是指整个月经周期的 30 天左右。

若提高服用剂量,即使在不设防的情况下有性行为,只要在 3 天内及时服用,避孕丸亦可成为"事后"补救措施。不过,服用药量与方法必须谨遵医嘱。

在不设防性交事件发生后 72 小时内,医生通常会让当事人服用 2 片高剂量的口服避孕药,然后再 12 小时后再服两粒。原理很

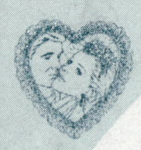

简单,这几粒药丸能阻止卵子从卵巢排出,甚或阻止受精卵植入子宫壁,从而达到避孕效果。

切记,服用事后避孕丸必须在医生指导下进行。

错误见解之五 不能与抗生素合用,否则会失去避孕效果。

对于这个见解要一分为二的看待,如前所述,某些抗生素对避孕药有一定的不利影响,要尽量避免同时使用。但并不是所有的抗生素都会影响避孕药的避孕效果,可以选择那些不影响避孕药效果的抗生素使用,既达到治疗疾病的目的,又不影响避孕效果,两全齐美才是最佳选择与安排。

最新的研究显示:避孕药使用者的激素分泌水平不受抗生素影响。至于服药后仍会怀孕,原因大概是病人在服用抗生素后出现不适而呕吐,连带把避孕药成分吐出。所以,若在服用避孕药后出现呕吐,就要在周期内余下的日子里采取后备措施。

错误见解之六 日后生育机会可能减低。

一般人认为,一旦停止服避孕药,身体便需要多个月的调整,激素分泌功能才可恢复正常。这是其中一个最普通的错误观念。

专家指出,假如口服避孕药的效用那么持久,女性哪还需要经常服药呢?事实上女性一旦停药,怀孕的机会与非使用者一样,甚至会在下个月便发现"喜"兆也说不定呢。但医生建议,为了安全起见,停药后6个月以上再怀孕更好。

错误见解之七 情绪容易波动。

现今新一代避孕药内含的激素不会引致情绪波动,有些医生还为患上严重经前综合征的病人开避孕药,因为它具有调整激素分泌的效果。

另外,医学研究显示:服用避孕药与临床情绪抑郁并无关系。

错误见解之八 哺乳期不能服用避孕药。

对于这个见解也要一分为二的看待,因为某些避孕药中含有雌激素,而雌激素对乳汁的分泌会产生不利影响,尤其对女婴的发

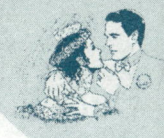

育更是不利。因此,含雌激素成分的复方避孕药在哺乳期不能服用是正确的。但这并不是说哺乳期妇女绝对不能服用避孕药,只要在哺乳期内服用仅含孕激素成分的避孕药就可以。因为复合成分的避孕药中的雌激素可能会导致乳汁减少,而仅含孕激素成分的避孕药就没有这种不良反应。

虽然仅含孕激素成分的避孕药的避孕效果相对较低,失败率有 3‰,但医生却相信,由于哺乳期能产生天然的避孕作用,只要服用含孕酮的避孕药物便有避孕节育的功效。

但有一点务请切记:每天必须按时服用孕酮避孕药,因为它的功效在 24 小时后便会消失。

错误见解之九　35 岁之后忌服避孕药。

假如是一个健康、不吸烟的女性,便可一直服避孕药至更年期来临为止。

研究证明:服用低剂量避孕片的妇女与同龄未使用者的健康状况相同。专家还建议:踏入 40 岁的妇女仍可继续服用,因为这样可以延缓更年期来临前几年内出现的经期紊乱和阵发性潮热感。

错误见解之十　导致肥胖。

这也许是所有女性最关心的。1995 年发表的一项研究报告指出:服用避孕药的妇女与非使用者的体重增加机会相等。

66. 长效口服避孕药与短效口服避孕药有何区别?

长效口服避孕药也是由性激素制成的,只是药物中所含雌激素(是人工合成的长效雌激素——炔雌醚)量与孕激素量较大,释放速率和时间与短效口服避孕药不相同而已。

正由于长效口服避孕药的含药量多,释放时间比短效口服避

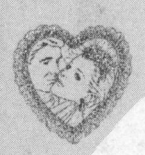

孕药长,所以服用 1 次长效避孕药后,产生的避孕时间也相应较长。一般服 1 次长效口服避孕药(1 片药)可避孕 1 个月左右。

67. 长效口服避孕药的常用品种有哪些?

长效口服避孕药是由长效雌激素——炔雌醚和不同孕激素合成的制剂。因为长效口服避孕药中的雌激素是长效的,所以一次服下,经肠道吸收、贮存在体内脂肪组织中,以后再从脂肪中逐日缓慢释放出来,发挥避孕作用。临床上使用的长效口服避孕药片主要有以下几种:

①复方长效 18 甲基炔诺酮避孕片,每片含有炔雌醚 3 毫克,甲基炔诺酮 12 毫克。

②减量复方长效 18 甲基炔诺酮片,它的成分和复方长效 18 甲基炔诺酮避孕片一样,只是把炔雌醚减至 2 毫克,甲基炔诺酮减至 10 毫克制成,以减少其不良反应。

③复方氯地孕酮片,每片含有炔雌醚 3.3 毫克,氯地孕酮 15 毫克。

④复方 16 次甲基氯地孕酮(简称复方 16 次甲),内含炔雌醚 3 毫克,16 次甲基氯地孕酮 10 毫克。

⑤三合一月服片,每片含有炔雌醚 2 毫克,氯地孕酮 6 毫克,炔诺孕酮 6 毫克配伍而制成。

68. 长效口服避孕药的避孕机制是什么?

长效口服避孕药是由人工合成的孕激素和长效雌激素配伍制成的。这类避孕药中的长效雌激素——炔雌醚进入人体后储存在脂肪组织内,以后缓慢地释放出来,影响下丘脑-脑垂体-卵巢生殖轴的功能,从而抑制排卵与抗着床作用,起到长效避孕效果。从生

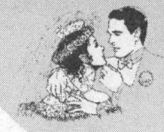

殖生理学的角度来讲,长效口服避孕药主要通过影响卵巢与子宫的正常功能来达到避孕的目的。长效口服避孕药服用 1 次(1 片)避孕 1 个月,避孕有效率在 98％以上。

69. 长效口服避孕药有哪些优点?

长效口服避孕药的主要优点是:高效,长效,可逆,不需每日服药,易于使用和发放,不影响性生活。

70. 长效口服避孕药如何服用?

(1)初次服药:第一个月于月经来潮的当天算起第 5 日午饭后服药 1 次(1 片药),间隔 20 天(周期的第 25 天)服第二次药(1 片药)。以后每月服 1 片,服药时间就以第二次服药日为每月的服药日期。

(2)原服用短效口服避孕药改服长效口服避孕药者:可在服完 22 片后的第二天接着服长效口服避孕药 1 片,以后每月按开始服长效避孕药的同一日期服长效口服避孕药 1 片。

(3)不同品种的服用方法:具体药物服用方法略有不同,请严格按照说明书服用。

71. 服用长效口服避孕药有何注意事项?

(1)本品适用于长期同居夫妇避孕,每月只需服药 1 次,但必须在医务人员指导下按规定服用。

(2)初次服药后 10～15 天可能会来一次月经,这种现象会发生在开始服药的 2 个月。周期有些短,属正常现象,第 3 个月后会转为正常。

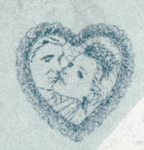

（3）服药期间有个别妇女因体内雌激素水平不足而发生阴道出血，可加服炔雌醇片。每次 1 片，每日 1 次，或遵医嘱。

（4）有的妇女服用长效避孕药后，经量会增加，经期会延长；也有少数人可能引起闭经，必要时去看医生或计划生育技术专业人员。

（5）初次服药必须服 2 片，即分别在月经来潮的第 5 天和第 25 天各服 1 片，以后每月按第二次服药同一日期服 1 片，中午饭后服较好。为了增强避孕效果，减少不良反应，开始 4 个月可加服抗不良反应片（抑制片）每次 1 片，每日 1～2 次，服 1～2 日。

（6）长效避孕药不可突然停药，必须改服短效避孕药过度 3 个月后再停药，使体内激素水平缓慢下降，避免大出血。

72. 长效口服避孕药有何不良反应？

（1）在服药开始的几个周期内，有人可能有头晕、恶心和困倦及呕吐等"类早孕"反应，这些反应多发生在服药 8～12 小时后。为了减轻和避免发生这些反应，可在午饭后服药。

（2）服药 3～6 周后，出现白带增多。

（3）少数人发生月经过多或闭经。

（4）其他有胃痛、水肿、乳房胀痛、头痛等。必要时请医生处理。

73. 什么是"季经型"避孕药？有何优、缺点？

科学家们新近研究出一种名为"季经型"的新型长效避孕药。

美国巴尔实验室研制成功的一种名为"季经型"的新型避孕药，把女性从每月一次的月经烦恼中解脱出来，此药使女性的月经减为一年 4 次，成为名副其实的"季经"。

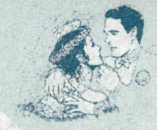

服用这种避孕药的女性可以有连续 84 天的安全期,而不是以前服用传统避孕药的 21 天左右的时间,她们可以每 3 个月才来一次经血。生产这种新型避孕药的美国公司巴尔实验室介绍,这种免去女性月经麻烦的新型避孕药将改善职业女性的生活质量。

这种新型避孕药含有雌激素和孕激素,它模仿女性怀孕早期的激素水平,抑制排卵,因此使受精变得不可能。

用药物改变妇女的月经周期也不是什么新想法,医生早就为那些患有经期综合征的女性使用这种疗法。尽管类似药物已经有很长的历史,但是那些第一次接触此类药品的女性还是获益匪浅。这种新型避孕药使女人避免了更多的意外怀孕,免除了女性月经期的疼痛(比如子宫内膜异位)。研究表明那些月经初潮早而绝经晚的女性容易患卵巢癌,而这种新药大大减少了这种危险。

但是,这种药物也有可能带来乳腺和子宫颈疾病的危险,相对来说这种危险还是相当低的。彼得·鲍恩·辛普金教授警告说,最大的危险来自于服药者忘记第二次吃药的时间,而且药物一次有效作用期越长,这种危险越大。还有一个问题是,"季经"是否能被公众舆论所接受?这究竟是把女性从月经中解放出来,还是对女性自然生理过程不必要的强制约束?总的来说,此类药物目前还是受到了医生、健康工作者和广大女性朋友的喜爱。

74. 育龄妇女如何选择口服避孕药?

(1)夫妻同居在一起,性生活有规律,可坚持每日口服避孕药者,选择服用短效口服避孕药,如口服短效避孕药 1 号、2 号、0 号等;从月经的第 5 天开始服用,每日 1 片,连服 22 天即可。

(2)夫妻在一起,生活无规律,不能坚持每日口服避孕药者,可选用长效口服避孕药,如复方 18-甲基炔诺酮,从月经的第 5 天服 1 次药,间隔 20 天服第二次,以后每月服 1 次,每次 1 片即可。

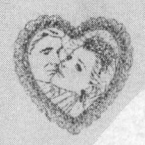

（3）夫妻两地分居。探亲时,可服探亲避孕药,如探亲片 1 号等;房事前 8 小时服 1 片,再每晚服 1 片,直到探亲结束,次晨再服 1 次。

（4）发现其他避孕方法失败,或被强奸者,可在 24 小时内口服事后避孕药,如乙烯雌酚 50 毫克,连用 5 天。

75. 什么是探亲避孕药?

平时夫妇分居,只在探亲时为了避孕才服用的避孕药叫探亲避孕药。它不受月经周期的限制,在探亲前 1 天或当天服用,即可起到避孕作用。

正因为探亲避孕药不受月经周期的限制,使用比较灵活、方便,可以在探亲前 1 天或当天服用,即可起到避孕作用。由于探亲避孕药的品种各异,其使用方法不尽相同,可以根据自己的意愿和具体情况选用。

76. 探亲避孕药有哪些品种?

常用探亲避孕药主要有以下几种:①炔诺酮探亲避孕片,每片含炔诺酮 5.0 毫克。②甲地孕酮探亲避孕片(探亲 1 号),每片含甲地孕酮 2.0 毫克。③炔诺孕酮探亲避孕片,每片含炔诺孕酮 3.0 毫克。④53 号抗孕药,每片含双炔失碳酯 7.5 毫克。⑤孕三烯酮探亲片,每片含孕三烯酮 3.0 毫克。⑥甲醚抗孕丸,每丸含甲地孕酮 0.55 毫克,醋炔醚 0.88 毫克。

77. 探亲避孕药如何正确服用?

基本服法:探亲前 1 天晚上开始服 1 片,以后每日服用 1 片;

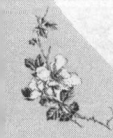

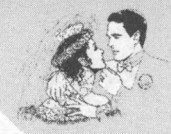

或探亲当日服1片,次日晨加服1片,连服14天。探亲不足14天也应服14天,有效率99％以上。但不同的探亲避孕药物的服用方法各有差异,具体介绍如下。

(1)甲地孕酮探亲片(也称为探亲1号):于探亲当日中午(即性交前8~10小时)服1片,以后每晚上服1片。在探亲结束的次日早晨再加服1片。探亲不足14天,也要服完14片。

甲地孕酮片服用后8~10小时就可使宫颈黏液稠厚而起避孕作用,故要在探亲时第一次性交前8~10小时先服1片。另外,停药24小时后宫颈黏液又逐渐恢复正常,而精子在女性生殖道内能存活2~3天,为了延长药物作用时间,应在探亲结束(即末次性交)的次日早晨再加服1片。

(2)炔诺酮探亲片:从探亲开始,每晚服1片,探亲10~15天,必须服完15片。若探亲超过15天,服完15片探亲避孕药后,改服1号或2号短效口服避孕药。

(3)炔诺孕酮探亲片:于探亲前1天开始服,每晚服1片;或在探亲当天服1片,第二天早晨加服1片,以后每晚服1片,探亲期不足15天,也必须服满15片,探亲期超过15天,在服完15片后,改服1号或2号短效口服避孕药。

该药的避孕作用主要是在服药后12小时开始改变宫颈黏液的黏稠度,到16小时达到高峰,所以要提前1天开始服药。

(4)醋炔醚探亲片:于探亲前1天或当天服1片,可避孕2周左右。如探亲期超过2周,可改服短效口服避孕药。

(5)双炔失碳酯(也称为53号探亲避孕片):探亲期每次性交后立即服1片(每天最多服1片)。但在探亲期第一次性交,除当时服1片外,第二天早晨再加服1片,以后两次服药间隔时间不能超过24~48小时。探亲期间至少服8片,如果探亲期未满8天,必须服完8片。

(6)18-甲基三烯炔诺酮片:该药有两种剂量,两种用法。一种

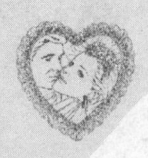

是每片含 18-甲基三烯炔诺酮 3 毫克,于探亲前 1 天或当天上午服 1 片,当晚加服 1 片,或在探亲期第一次性交前服 2 片,以后每 3 天服 1 片,探亲结束的次日早晨加服 1 片。另一种是每片含 18-甲基三烯炔诺酮 1.5 毫克,探亲期第一次性交后服 2 片,以后每次性交后服 1 片。

(7)氯醚避孕片:探亲当日服 2 片,以后每次性交后立即服 1 片。

(8)甲醚抗孕膜:这是一种新型的事后避孕药,一张药膜分 24 格。此药可供常住在一起的夫妇使用,也可供分居两地的夫妇探亲期使用。使用时将药膜撕下 1 格,置于舌下任其自行溶解,经口腔黏膜吸收。

夫妇常住在一起的,于月经来潮第 6 天含服 1 格,以后每次性交后含服 1 格。如性交次数较少者(指每周少于 2 次),除性交时含服 1 格外,每隔 3～4 天再加含服 1 格。探亲夫妇于探亲当天含服 1 格,以后每次性交后立即含服 1 格,如性生活次数较少,每周至少含服 2 格。

78. 探亲夫妻如何灵活选择避孕方法?

探亲时间不能根据月经周期安排,用一般的口服避孕药有困难。可选择的避孕方法有:

(1)探亲避孕药。这类避孕药服用方便、不受月经周期的影响,随便哪一天都可以开始用,不干扰性生活,只要按规定服药,避孕效果好。

(2)避孕套、避孕栓、避孕药膜或药片灵活使用。

(3)如果预计探亲时间超过半个月,并且事先安排好探亲时间,提前做好避孕准备,可于当月的月经来潮第 5 天起服用短效口服避孕药。例如,有的妇女其丈夫在部队服役,而妻子准备到部队

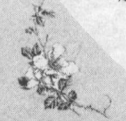

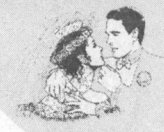

探亲,一是思想有避孕准备;二是探亲时间可以事前确定;三是探亲时间往往超过1个月以上。因此,这类"军嫂"可以提前服用短效口服避孕药,于探亲前1个月经周期开始,于月经来潮第5天开始服用避孕药,直到探亲结束后的月经周期为止。

不宜采用的避孕方法是自然避孕法(失败率高)及长效避孕方法(易引起阴道不规则出血)。

79. 什么是注射避孕药?

注射避孕药又称为长效避孕针剂,采用肌内注射,不经口服,不经肠道吸收,也不经肝肠循环,故消化道反应少见。由于使用简单,效果可靠,是一种有效的女性避孕措施。

80. 注射避孕药常用品种有哪些?

(1)单一成分的注射避孕针剂,包括:①醋酸甲羟孕酮避孕针,每支含甲羟孕酮150毫克。②庚炔诺酮避孕针剂,每支含庚炔诺酮200毫克。

(2)复方成分的注射避孕针剂,包括:①复方己酸孕酮避孕针剂油剂,每支含己酸羟孕酮250毫克和戊酸雌二醇2毫克。②复方甲地孕酮避孕针剂(混悬剂),每支含甲地孕酮25毫克和17β-雌二醇5毫克。③复方庚炔诺酮避孕针剂,每支含庚炔诺酮50毫克和戊酸雌二醇5毫克。④复方甲羟孕酮避孕针剂,每支含醋酸甲羟孕酮25毫克和环戊丙酸雌二醇5毫克。

注射避孕药根据其避孕效果的长短,又分为短效注射避孕针剂与长效避孕针剂。短效注射避孕针剂是指注射1支避孕药物避孕1个月;长效注射避孕针剂是指注射1支避孕药可避孕3个月的制剂。

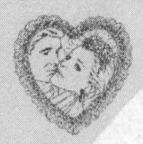
81. 注射避孕药如何使用？

注射避孕药必须到医院或计划生育服务站由专职工作人员使用。因此,避孕者可以与医务工作者共同协商采用每月注射 1 支的避孕药或采用每 3 个月注射一次的避孕药。然后再根据所选用的避孕药的说明书上的规定严格执行用药。

(1)注射避孕针剂:一般都对首次用药者,在月经周期第 5 天肌内注射 2 支,或者于月经周期的第 5 天和第 10 天各注射 1 支。以后月经周期第 10～12 天注射 1 支。每注射 1 次,可避孕 1 个月。

(2)复方甲地孕酮注射剂:首次在月经周期第 5 天和第 12 天各肌内注射 1 支,以后每月在月经周期第 10～12 天注射 1 支。注射 1 次,可避孕 1 个月。

(3)甲地孕酮醋酸酯避孕针剂(长效避孕针剂):于月经周期第 5 天肌内注射 1 支,以后每隔 90 天注射 1 支。每注射 1 支,可避孕 3 个月。

82. 注射避孕药的适应证和禁忌证有哪些？

(1)适应证

①女性注射避孕药适合已有子女,身体健康,无禁忌证,需要长期避孕又不愿意使用口服避孕药的妇女使用。

②因为注射避孕药中有的品种不影响乳汁分泌质量及婴儿的生长发育,故也适用于哺乳期的妇女避孕。如“甲地孕酮醋酸酯避孕针”不影响乳汁分泌的质量。

(2)禁忌证:注射用避孕药的有效成分是甾体激素,有下列情况之一的妇女不宜使用:

①相对禁忌证。40 岁以上妇女,35 岁以上吸烟妇女,癫痫、精

神抑郁症、月经异常、轻度高血压妇女,应由医生决定是否使用。

②绝对禁忌证。包括患急、慢性心、肝、肾疾病或心、肝、肾功能不全者;有乳房肿块,或生殖器官肿瘤者;患高血压病者;患糖尿病及其他内分泌疾病者;患血管栓塞性疾病或深部静脉曲张者;注射部位皮肤或肌肉感染者。

83. 注射避孕药有哪些不良反应?

采用此种避孕措施的不良反应较少,仅部分妇女有月经异常,但个体差异较大,有的表现为月经周期缩短,经期延长,月经量增加,或不规则出血;有的表现为闭经;若用药后出现闭经,可间隔28天再注射1支;若连续闭经2个月,应停止注射,停药期间采用其他避孕方法,待月经来潮后再重新开始注射。这类注射避孕药的用法简便,效果可靠。主要缺点在于用药量大,部分妇女可致月经紊乱。个别人有头晕、乏力、嗜睡、体重增加等。

84. 注射避孕药的优、缺点是什么?

(1)优点

①长效。每注射1针至少可避孕1个月;庚炔诺酮避孕针2号可避孕2个月;狄波-普维拉、狄波-盖斯通(商品名)还可避孕3个月。根据注射避孕药的成分不同,避孕时间长短也不相同,具体避孕时间按药品说明书执行。

②药物不直接经胃肠道吸收,故恶心、呕吐等胃肠道刺激引起的"类早孕"症状少见。

③用药方法简单,肌内注射即可。

④由医务人员注射,便于向医务人员咨询,也便于医务人员及时掌握用药效果及不良反应情况。

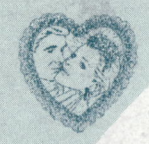
（2）缺点

①因注射避孕药比短效口服避孕药的激素含量大，少数妇女有不良反应。

②需去医院或计划生育服务站请医务人员注射，不如口服避孕药使用方便。

85. 注射避孕药的使用注意事项是什么？

（1）必须按医师规定的时间去注射，以免避孕失败和引起月经周期改变。

（2）注射后应休息 15～20 分钟后再离开，以防发生变态反应，甚或过敏性休克。

（3）使用的妇女，每年应检查一次身体，包括乳腺、肝功能、血压和妇科检查，发现异常时，应遵医嘱立即停用，或做其他检查与处理。

（4）哺乳妇女可在产后 6 周时，除注射狄波-普维拉或狄波-盖斯通（此类避孕药中仅含孕激素）外，其他注射用避孕药则不宜使用。必须使用时，也需至少在产后 6 个月后才可开始应用。当然，不哺乳的妇女则在产后 6 周时也可使用。

（5）连续使用时间以不超过 2～3 年为宜。

（6）医务人员在注射时，必须注意将避孕针剂摇匀，将瓶内药液抽净以保证药物剂量，并用粗针头做深部肌内注射，以免避孕失败并减少不良反应。

86. 什么是事后避孕药？有哪些种类？

事后避孕药也称为"紧急避孕药"，是指在无保护（如受强暴）及未采取任何避孕措施或避孕措施失败（如阴茎套破裂）的情况下，发生性

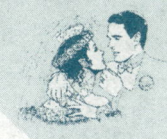

交或性生活后 72 小时内服用的避孕药物称为事后避孕药。

较为理想的性交后避孕药是月经调节剂,也可称为"催经止孕药"。即当妇女月经过期几天之后,一服此药即可诱发月经来潮,即使怀孕了此药也能使极早期胚胎自然流产。此类药物较为成熟的有法国研制成功的 RU486(中文名称叫米非司酮),我国也已大量生产上市。

若在此特殊情况下采取除服用事后避孕药以外的避孕措施,则称为事后避孕。例如,在性交后 120 小时内放置宫内节育器以防止非意愿妊娠。

机械方法的性交后避孕即放置宫内节育器,在无保护性的性交后务必在 7 天内放置节育器,若在 5 天之内放置节育器避孕效果更可靠。曾有报道 879 例研究对象只有 1 例失败,成功率高达 99.9%。如果不愿长期放置宫内节育器,待月经来潮后可取出。它的避孕原理主要为阻止受精卵植入子宫内膜。

常用的事后避孕药主要有以下几种:

(1)己酸雌酚片:每片含己酸雌酚 25～50 毫克。

(2)双烯雌酚片:每片含双烯雌酚 2～5 毫克。

(3)炔雌醇片:每片含炔雌醇 2～5 毫克。

(4)炔雌醇与炔诺孕酮片:每片含炔雌醇 0.1 毫克,炔诺孕酮 1.0 毫克。

(5)左炔诺孕酮与炔雌醇片:每片含左炔诺孕酮 0.5 毫克,炔雌醇 0.05 毫克。

(6)左炔诺孕酮片(商品名为毓婷、惠婷和安婷):每片含左炔诺孕酮 0.75 毫克。

(7)米非司酮片:每片含米非司酮 25 毫克或 10 毫克。

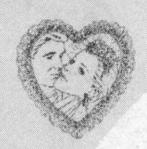

87. 事后避孕药的使用方法如何？

由于事后避孕药是用于无保护情况下性交后避孕，故必须严格按照所选用避孕药的要求，即按该药的说明书使用才能保证避孕效果。

(1)己酸雌酚片：于性交后 12 小时内及时服用 1 片，其后连续服用 5 日，每日 1 次，每次 1 片。

(2)双烯雌酚片：于性交后及时服用 1 片，其后每日服 1 次，连续 5 日，总量达到 10 毫克。

(3)炔雌醇片：于性交后 72 小时内服用 2～5 毫克，连续服用 5 日。

(4)炔雌醇与炔诺孕酮片：于性交后 72 小时内服用 1 片，12 小时后再服用 1 片即可。

(5)左炔诺孕酮与炔雌醇片：于性交后 72 小时内服 2 片，12 小时后再服 2 片。

(6)左炔诺孕酮片：于无保护性交后 72 小时内服 1 片，12 小时后再服 1 片。

(7)米非司酮片：于无保护性生活后 72 小时内单次服用米非司酮 25 毫克。

(8)复方 18-甲基炔诺酮短效口服避孕药：用其来代替事后避孕药使用。在无保护性性交后 3 天(72 小时)之内，口服 4 片，12 小时后重复 1 次，再服 4 片。

88. 事后避孕药有哪些不良反应？

(1)事后避孕药的不良反应比较轻微。由于事后避孕药中雌激素等成分对胃肠道有刺激作用，故出现服用紧急避孕药后 1 小

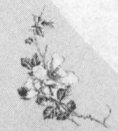

时内发生呕吐者,应补服 1 次,以保证药量足够。

(2)少数妇女服药后会有阴道点滴出血。用药前后做好宣教工作,一般无需处理。多数妇女月经能按期来潮,也有部分妇女月经提前或延迟。如果月经延迟 1 周应做妊娠试验,以明确是否药物避孕失败。如果是事后避孕药失败者,应及时做药物流产或人工流产术。

89. 事后避孕药有哪些适应证与禁忌证?

(1)适应证

①夫妻之间本月经周期内偶尔一次未采取避孕措施,特别是初次性交后。

②夫妻之间本月经周期内偶尔一次避孕方法失败,安全期计算错误,阴茎套破损、滑脱,阴道套使用失误;阴道隔膜、宫颈帽、阴道海绵位置不当或取出过早;发现宫内节育器脱落等意外情况下性交者。

③非夫妻间,受到性强暴而女性未采取过避孕措施,为了避免意外妊娠而必须采用紧急避孕措施者。

(2)禁忌证

①已确定妊娠的妇女。

②有多个性伴侣,或生殖道感染者。

90. 服用事后避孕药的注意事项有哪些?

(1)服用事后避孕药前应当向有关专业人员咨询,详细了解紧急避孕药的优、缺点及可能出现的不良反应。

(2)药物紧急避孕不能作为常规避孕方法而经常、反复使用,因为其失败率高于常规的避孕方法。

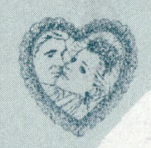

(3)激素类紧急避孕药只能保护一次无防护措施的性交,用药后一般不能再有无保护性的性交。

(4)用药后月经来潮或延期未来者,最好到妇产科门诊随访1次,以便接受医生的指导。

91. 在什么情况下必须服用事后避孕药?

当出现下述情况应尽早服用紧急避孕药,以避免发生意外妊娠:①未采取任何避孕措施的性交。②避孕套破损、滑脱或用法不当。③宫颈帽、阴道隔膜、阴道海绵体应用的位置不当或取出过早。④体外排精失控。⑤在阴道口射精。⑥压迫后尿道避孕法未掌握好。⑦安全期计算失误。⑧漏服避孕药。⑨发现宫内节育器脱落。⑩遭到性暴力伤害。

92. 什么是外用避孕药?

外用避孕药是指具有较强的杀精子作用的避孕药。一般制成胶胨、片剂或栓剂等,放入阴道深处后,发挥杀精子作用,还能阻碍残存精子的活动,从而达到避孕目的。

93. 外用避孕药如何正确使用?

在使用外用避孕药之前先要清洗外阴,然后洗净手,用手指将外用避孕药送入阴道深部。例如,用外用避孕药膜时,要用食指将药膜深深推入阴道内直达后穹隆,或者用食指与中指夹住避孕药送入阴道深部,10～15分钟后等药膜充分溶解,即可性交。如放入药膜后30分钟未性交,应再放1张药膜,以提高避孕效果。如相隔1小时后再有性交,应再放1张,以杀死精子,否则易怀孕。

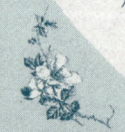

如发现药膜变硬(天冷时易出现这种情况),只需用手心稍加温后即可再用。药膜一般可在防潮情况下保存两年,只要不过期就可使用。

94. 外用避孕药如何发挥避孕作用？其有何优、缺点？

(1)避孕作用:外用避孕药是通过溶化后释放出杀死精子药物,其剂型有膏药剂(如避孕药膏)、栓剂(避孕药栓)、膜剂(避孕药膜)、泡腾剂等。这些不同剂型的药物进入阴道后,会产生油膜或泡沫等,使精子失去活动能力而起到避孕的作用。

(2)优点:外用避孕药的优点是使用方便,不影响内分泌和月经,如使用正确,效果也较好。

(3)缺点:外用避孕药的缺点是避孕效果维持时间短,一般是几个小时。另外,要求在性交前将药物放入阴道的深处,待10分钟左右(要根据阴道的润滑程度决定时间)药物溶化后才能性交,如果掌握不当,则影响避孕效果。还有一些妇女在使用后会出现白带增多,阴道瘙痒,轻微的烧灼感或疼痛感。对于那些患有子宫脱垂,阴道松弛,会阴撕裂,阴道炎及严重宫颈糜烂的人则不能使用外用避孕药。

有少数妇女对外用避孕药膜过敏。如在使用时发生外阴局部有发痒、烧灼感、红肿等不良反应时,应停止使用。

95. 外用避孕药怎样使用？

外用避孕药既可以单独使用,也可以与其他避孕工具合用。

(1)单独使用:以避孕药膏为例,性交前,由女方或男方把避孕药膏5毫升左右用挤入器(避孕药膏自带的特殊推注器)注入阴道

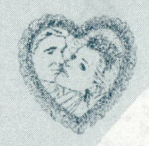

深部即可。

(2)合并使用:如与阴道隔膜合用时,在阴道隔膜放入前,把避孕药膏挤在阴道隔膜圆顶凸凹两面上和隔膜边缘的弹簧环上,用手指把药膏涂抹均匀,然后将阴道隔膜放入阴道中子宫颈处。

(3)与避孕套合用:在避孕套顶端涂些避孕药膏,可提高避孕效果。一般地讲,此药膏单独使用避孕效果差,与其他避孕工具合用,效果更好。

(4)避孕药膜的使用方法:其包装为药膜型,每张药膜之间有纸相隔,含主药量为 50 毫克。性交前女方将两张纸之间的药膜取下揉成小团,用手指将它推入阴道深处。如感到避孕药膜粘在手指上,可旋转 1 周使之推入阴道深处。10 分钟后待药膜溶解后再性交。但值得注意的是每次性交都要用 1 张药膜,否则杀精子不彻底,易失败。

96. 怎样使用女性外用避孕药?

(1)女性外用药片:外用避孕药片是一种酸性杀精子药物。使用方法:先将手洗净,用手指把药片推入阴道深部,紧贴子宫颈口处,经过 5~10 分钟,待药片完全溶化后即可性交。如药片放入阴道后超过半小时性交,或性交后半小时未射精,这时需要再放入 1 片,以保证避孕效果。性交结束后 6~8 小时,女方可用温水清洗外阴部,不要提前清洗,以免影响药效。患有阴道炎的妇女不宜使用。

(2)女性外用避孕药膜:外用避孕药膜也叫外用烷醇避孕膜,有很强的杀精作用,正确使用其避孕有效率达 96％ 以上。外用避孕药膜男女均可使用。女性用时,在性交前将一张避孕药膜对折两次,呈原来的 1/4 大小,或将药膜揉成松软的团,然后再用手指将它推入阴道深部的子宫颈口附近。如感觉药膜粘在手指上,可

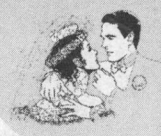

在阴道内转一圈,药膜从手指上脱下后,再将它推入阴道深处,放入 5～10 分钟后,待药膜溶化即可性交。

男性用时,将一张避孕药膜对折两次,呈原来的 1/4 大小置于阴茎头部粘住,然后借助阴茎的推力推入阴道深部,等待 5～10 分钟左右(药膜溶解后),再性交及射精,以确保避孕效果。

97. 怎样使用外用避孕药栓?

使用外用避孕药栓时,把手洗净,取避孕栓 1 枚,剥去外面的一层锡纸或蜡纸,用手指将它(尖头向前)慢慢推入阴道深部,经过 5～10 分钟,待避孕栓全部溶化后,即可性交。如避孕栓放入阴道半小时尚未性交,应再补放 1 枚,以免避孕失败。性交结束后 6～8 小时女方可以用温水洗净外阴部。

避孕药栓剂含油质,容易损坏橡胶制品,不宜与阴道隔膜、阴茎套同时使用。

患有阴道炎、子宫脱垂、重度宫颈糜烂及阴道松弛者不宜使用。

98. 什么是缓释避孕药? 常用的有几种?

缓释避孕药是指将避孕药与某些具备缓慢释放性能的高分子化合物(如医用硅橡胶等)载体共同制备而成的一类新剂型避孕药或药具。缓释避孕药所用的载体可分为两类:一类是非生物降解载体,如硅橡胶类,当避孕药物释放到不能再起避孕作用时,载体必须取出(如皮下埋植剂);另一类是生物降解载体,如聚己内酯类,当药物释放殆尽时,载体不必取出,可在体内逐步降解,其代谢物可排出体外(如注射用的缓释微球或微囊)。

缓释避孕药具目前有 3 种,即皮下埋植避孕药具、皮下注射微球与微囊、缓释避孕药宫内节育器与阴道环。这 3 种避孕药具的

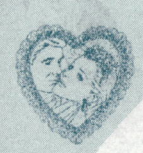

避孕机制是:将避孕药(主要是孕激素)与具备缓慢释放性能的高分子化合物制成多种缓释剂型,置入人体后在体内持续恒定地进行微量释放,在血中保持一定的避孕药物水平,从而起长效避孕作用。其实质也就是通过缓慢释放给人体以避孕药,代替口服给予避孕药,避孕药在体内仍然通过抑制排卵及改变子宫内环境等多个途径来发挥避孕作用。

以上3种缓释避孕药与缓释避孕药具都应在专业人员指导下使用。

99. 什么是皮下注射微球与微囊避孕药?

皮下注射微球与微囊是通过生物降解物质作为避孕药的载体,制成微球与微囊缓释剂型,注射于体内以达到长效避孕。近来研制成功的庚炔诺酮微球,每90日皮下注射65毫克或100毫克,到时微球或微囊自然吸收,不用取出。世界各国多中心试验结果避孕率为100%。其优点是不用做手术埋入,也不需手术取出微球或微囊的残骸。其不良反应主要为经期延长和经量增多。

100. 缓释避孕药阴道环如何使用?

缓释避孕药阴道环是指含有18-甲基炔诺酮的缓释硅胶阴道环(世界卫生组织研制),每日释放孕激素20微克,避孕有效期是3个月。国内研制的硅橡胶阴道环,每日释放出甲地孕酮130微克;使用方法:于月经干净后放入阴道后穹隆或套于宫颈上,避孕有效期是1年,有效率为97.3%,但阴道不规则出血率高达18.9%。

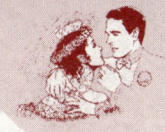

101. 什么是可溶性缓释外用避孕药？

有学者研制成功了一种可溶性缓释外用避孕药，它包含1.2～2.0份壬苯醇醚、10～20份壳聚糖、5～20份保湿剂和200～500份水等配料配制而成。由于将壬苯醇醚包裹在降解材料壳聚糖中制成适宜的避孕药，性交前放入阴道之中，随着避孕药的溶解，药物得到不断释放。药物释放完毕后，载体壳聚糖同时在体内缓慢降解而被机体吸收，性生活后无需取出，弥补了现有避孕工具在放置和取出方面的缺陷，本避孕药比现有壬苯醇醚药膜作用时间有所延长。长期使用对肝功能无影响，对阴道黏膜细胞及宫颈细胞无影响，不影响阴道杆菌的生长，不干扰妇女内分泌，制作简单、使用方便、效果稳定，既有良好的杀精避孕作用，又可杀灭病原微生物，有利于生殖健康和计划生育的推广。

102. 缓释避孕药的前景如何？

药物缓释应用于眼科和心血管系统疾病已有多年历史，但将甾体激素与某些具备缓慢释放性能的高分子化合物（如医用硅橡胶、聚乙烯及制备微囊的包衣材料等）配制而成缓释避孕药，应用于计划生育临床尚不足20年。现有的长效避孕针是一次给予大剂量甾体避孕药，以维持其长效水平。缓释避孕药既能免除一次性大剂量药物的不良反应，又能在体内维持较长时间的避孕效应。

药物缓释的主要原理大致如下：①将药物包裹在高分子共聚体中，通过包膜间隙向体内缓慢而稳定弥散或将药物与共聚体混匀，在体内弥散。②将药物混匀在生物降解的高分子化合物中，药物随着这种化合物在体内分解而均匀释放。③药物溶于共聚体中不能弥散，置入体内后共聚体吸收周围体液而肿胀；药物从肿胀的

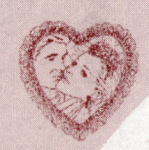

共聚体中释出。④共聚体基质中加上磁性珠子,当药物和磁性珠子与周围体液接触时,产生弥散作用,这种磁性系统可定时控制并进行调节。

我国临床应用的缓释避孕药主要有皮下埋植剂、阴道避孕药环、18甲宫颈内节育器、缓释型宫内节育器等。缓释避孕药用法简便,剂量低而稳定,不干扰正常内分泌功能,不影响糖与脂质代谢,提高了长效避孕制剂应用的安全性,是避孕药研究领域中一个新的发展方向。但现用的剂型尚有如月经紊乱等不足。总之,缓释避孕药是一种很有发展前途的新型避孕药物的剂型。

103. 什么是缓释注射避孕药?如何使用?

缓释注射避孕药是指用生物降解物质作为避孕药的载体,与避孕药物共同制成纳米级的小微球或微囊缓释制剂,将此类微球或微囊缓释制剂注射于育龄妇女皮下以达到长效避孕目的。

微球和微囊型缓释避孕针是近年发展的一种新型缓释的避孕针剂。采用具有生物降解作用的医用高分子化合物与甾体避孕药混合或包裹制成的微球或微囊,微球直径100微米,通过针头注入皮下,缓慢释放避孕药。而高分子化合物自然在体内降解、吸收,不必取出。缓释注射避孕药是有发展前景的避孕制剂。

(1)缓释注射避孕药有4种。

①庚炔诺酮微球针剂,每支含65毫克或100毫克。

②左旋18甲基炔诺酮微球针剂,每支含550毫克。

③肟高诺酮微球针剂,每支含50毫克。

④复方甲地孕酮微囊针剂,每支含甲地孕酮15毫克,戊酸雌二醇5毫克。

(2)缓释注射避孕药用法:由于缓释注射避孕药中所含成分及药量不同,要严格按照产品说明书使用,并由医生掌握注射。一般情况下的使用方法如下。

①庚炔诺酮微球针剂、左旋18甲基炔诺酮微球针剂、肟高诺酮微球针剂,这3种针剂每3个月皮下注射1次,可避孕3个月。

②复方甲地孕酮微囊针剂,每月注射1次,避孕1个月。

104. 缓释注射避孕药有什么优、缺点?

(1)优点:近年来研制成功的庚炔诺酮缓释微球等针剂,每3个月皮下注射1次,到期微球或微囊自然吸收,不用取出,是避孕妇女极容易接受的避孕方法。各国多中心试验结果避孕率为100%。其优点是不用做手术埋入,也不需取出微球或微囊的残骸。

(2)缺点:缓释注射避孕药的不良反应主要为经期延长和经量增多。尤其是庚炔诺酮微球针剂、左旋18甲基炔诺酮微球针剂、肟高诺酮微球针剂中仅含孕激素,缺乏雌激素对子宫内膜生长的支持,所以有不规则的阴道流血现象。复方甲地孕酮微囊针剂不良反应较轻,突破性出血率为2%左右。妊娠率为0.88%,可接受性较好。

105. 什么是透皮避孕贴剂?怎样使用?

(1)透皮避孕贴剂:贴剂在我国古代称为"膏药",就是将治疗性药物加工制成附着在布上或纸上的剂型,使用时将药物面对准皮肤或治疗部位,药物通过皮肤逐渐吸收进入体内达到治疗作用。避孕贴剂就是将避孕药物制成"避孕膏药"剂型,贴在皮肤上,使避孕药物通过皮肤吸收达到避孕目的,这种避孕方法称为贴剂避孕方法,也叫"透皮贴剂避孕方法"。

美国研制成与口服避孕药作用相同的局部用药——避孕贴剂。药物由3块有效期为7日的贴剂构成。用药3周,停药1周,

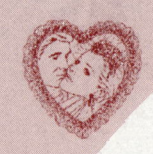

以后再用。此贴剂含人工合成雌激素和孕激素储存区,可从药膜中按一定量及比例释放,效果同口服短效避孕药,可接受性比口服避孕药大得多。

(2)使用方法:当前使用的避孕贴剂中主要避孕药是乙炔雌二醇(ethinyl estradiol,EE)和甲基孕酮(norelgestromin)与赋型剂等共同组成。其中,起避孕作用的药物就是雌激素乙炔雌二醇与甲基孕酮。

避孕贴剂的使用方法十分方便、简单。当前市场上使用的透皮避孕贴剂是美国产品,商品名为欧梭依罗(Ortho Evra)。此产品 Ortho Evra 于 2002 年获准在美国上市。该产品由三部分组成:贴剂的外表面是一层保护性的密封膜以防止贴剂损坏,一个贮药室,以及一个可以将贴剂粘附于皮肤的胶黏底布。其外观为米色正方型"橡皮膏",大小为 4.5 厘米×4.5 厘米,可黏贴在上身(除乳房外)任何部位及臀部皮肤上。

106. 透皮避孕贴剂的避孕效果如何?

欧梭依罗(Ortho Evra)每 1 张贴剂,可在 1 周的时间里释放出乙炔雌二醇和甲基孕酮,每周贴 1 张,连贴 3 周,在此期间可防止受孕。如按规定粘贴,则该产品的避孕成功率在 98%～99%。月经干净后再开始贴第二个周期的贴剂,有如短效口服避孕药物的使用规律一样。

107. 透皮避孕贴剂有何优、缺点?

(1)优点:根据美国食品及药品管理局(FDA)资料,每周 1 次使用避孕皮肤贴剂欧梭依罗(Ortho Evra)释放出炔雌醇(雌激素)和甲基孕酮(孕激素),与大多数口服短效避孕药片者相比,它使妇

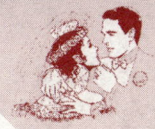

女体内有更高浓度雌激素水平。因为贴剂改为每周1次,减少了妇女可能漏服1次避孕药,或其他更多的因素引起的口服避孕药片每日剂量不准而怀孕的危险。此药能减少怀孕的危险是由于使用贴剂有高浓度雌激素作用的结果。其他如胃肠道刺激症状也减轻许多。

(2)缺点:欧梭依罗(Ortho Evra)的缺点包括乳房胀痛、头痛、恶心、经期腹痛,以及上呼吸道症状等,但只要取下药膏,这些不良反应即可自行消失,无后遗症。

108. 什么是免疫避孕方法?

免疫避孕方法是采用一类具有抗原特异性物质,刺激机体使之产生相应的特异性抗体,利用这些抗体与机体自身的免疫防御机制来阻止非意愿妊娠的方法,从而达到计划生育的目的。目前尚处在研究阶段。理论上免疫避孕可以从四个方面进行:调控母体的免疫状态,使母体排斥胎儿;使用动物抗体进行被动免疫;调动生殖道黏膜的局部免疫机制,抑制配子成熟、迁移,或阻断受精、着床;利用生殖系统特异性抗原(即发展避孕疫苗)进行主动免疫。目前,主要是进行发展避孕疫苗的研究。

109. 免疫避孕抗体与一般抗体有何不同?

值得注意的是,避孕疫苗与长期用于各种传染病的疫苗有本质的区别:传统的预防疫苗是通过刺激动物和人体的免疫系统,诱发抗体产生,以抗御外来异物,诸如致病细菌或病毒的侵袭,达到预防病原体感染的作用。

(1)一般抗体的特征

①长期乃至终身惟一有效的免疫性防御功能,如天花病毒疫

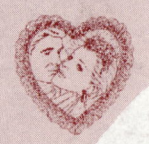

苗的免疫。

②敏感地特异的识别外来入侵的或非自身的异物抗原。

(2)避孕抗体的特征

①避孕抗体的作用是避孕而不是防病,是对付"自身"或"自身样"分子(如精子、卵子、合子、胚胎),而不是体外入侵的病原体。

②避孕抗体具有可控的有效期,而非终身性。

③避孕抗体应具有可逆性,且不至于影响日后的正常生理过程与生理功能。

110. 免疫避孕方法研究进展如何?

免疫避孕方法是医学界认为比较理想的避孕方法之一。因此,世界卫生组织及各国科学家与医学家都积极参与研究,并且投入了大量的人力、财力与物力,取得了一些进展和阶段性成果。

近30年来,国际上已研制出第一代、第二代避孕疫苗,完成了临床Ⅰ、Ⅱ期试验,结果令人鼓舞。我国从1986年起,经过十余年努力,也成功地研制成了国产第一代避孕疫苗。

免疫避孕是一个方兴未艾的研究领域。它既不像有些人想象的那样,是遥远的、高不可攀的事情;也不像有些人认为的那样,可以很快进入临床应用。免疫避孕的研究确实还需要有一段较长的道路要走,现有的一些临床试验性应用也需要经过时间的考验,距离广泛的临床应用还有相当的科学研究工作有待完成。因为任何避孕方法都是针对健康人群使用的,所以要求百分之百的安全性与高度的有效性才能在人类中使用。

111. 什么是避孕疫苗?

避孕疫苗是一种具有科学性、长期性及可逆性的避孕生物制

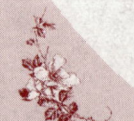

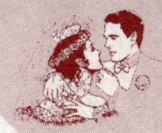

剂。目前世界各国都在从事这方面的研究工作。其基本原理是通过提取一种抗原成分制成疫苗,给予受试对象产生相应的免疫反应及相应的抗体,从而阻止受孕。此方法目前只处于实验和研究阶段,尚未进入大规模的临床试验。

112. 什么是抗人绒毛膜促性腺激素疫苗?

现代医学研究表明,卵子受精后第 5 天时胚泡就有大量滋养叶细胞。至第 9 天,滋养层开始分化,以后形成胎盘和胎膜。滋养叶细胞能分泌大量人绒毛膜促性腺激素(HCG),其作用之一是"拯救"卵巢中的黄体免于衰退,形成"妊娠黄体"。妊娠黄体能分泌大量孕激素,如黄体酮,维持早期妊娠正常顺利进行。从孕妇尿中提取的 HCG,医学上用来治疗男、女不孕与不育症、促排卵和促进精子生成等。育龄妇女接种抗 HCG 疫苗后产生的抗体在血液中能专一的中和胚胎的胎盘所分泌的 HCG,或有可能直接抑制滋养层外胚层,即所谓的细胞毒效应。黄体得不到 HCG 的"拯救",生理功能自然消退,孕酮生成受阻,子宫内膜脱落,胚胎死亡并被排出体外,即所谓的"催经止孕",达到免疫避孕的目的。

113. 免疫避孕方法有哪些优点和不足?

(1)优点:免疫避孕方法是选择生殖系统或生殖过程的抗原成分制成避孕疫苗,通过接种女性或男性来调动接受者自身免疫系统功能,干扰生殖过程中的某一环节或某些环节,达到避孕与节育目的。其优点是:

①用一种非药理性物质进行避孕。

②使用简便,不需要特殊设备,易于推广。

③人们已有疫苗注射概念,易于接受。

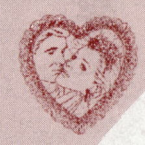

④维持时间长(12个月以上),并可恢复。

⑤不影响内分泌,尤其是不影响生殖内分泌功能。

⑥无干扰性反应,不影响性生活质量。

⑦大规模合成或制造时价格低廉。

(2)免疫避孕方法可能存在的潜在不足

①接种避孕疫苗后在体内免疫强度增强或免疫反应下降这两个阶段需要借助其他方法避孕;并且,如果在此两个阶段妊娠,也可能导致胎儿损伤或先天畸形。

②与非靶向的内源性物质发生交叉性抗原免疫反应,可能引起自身免疫疾病。

③抗原过量可能会导致机体某些免疫复合物病。

④可能对部分接受避孕免疫疫苗注射者会产生不可逆损伤。

以上潜在不足之处仅是理论上的推测和假设,在发展免疫避孕方法时必须加以考虑。一旦避孕疫苗在人体实际应用后,还需要从循证医学的角度加以观察与处理。任何事物都是有利又有弊的,只要不良反应不影响人体健康与后代健康,其影响程度在可承受的范围内,就有希望诞生免疫避孕方法。

114. 妇女用避孕疫苗前景如何?

虽然在试管和活体生物检测中显示,妇女用避孕疫苗(β-HCG)诱导产生的抗体能使 HCG 失效,但仍需确定抗体能否对抗早孕时期胚胎不断增加的 HCG,以及因妊娠产生的 HCG 是否对 β-HCG 疫苗诱导的免疫反应有增强作用。

115. 口服避孕药可以来源于植物吗?

中国是一个植物药源十分丰富的国家,我们的祖先几千年来

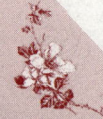

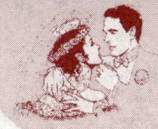

就是用植物药为中华民族及炎黄子孙治病、保健康,促进中华民族的繁衍昌盛。植物药在我国称为"中药"或"中草药";在国外称为植物药或传统药物。其中有不少品种具有一定的抗生育作用,有待整理与发掘。

古代医学文献中曾记载有很多用于调节生育的相关植物,如薄荷、芒硝、椰、枣、椰树、石榴、艾属植物(如苦艾)和没药。近年来的动物实验表明,它们均有一定的调节生育作用。实验研究结果表明,在大鼠交配后 3 天内饲喂阿魏亲缘植物的提取液,防止受孕的有效率几乎是 100%。在日常饮食中,有的食品也具有某些避孕作用。动物实验表明,如果喂养小鼠的饲料中含有 20% 的豌豆,小鼠产仔率会减少一半;如果饲料中的豌豆多达 30%,小鼠就完全不能繁育。

在古希腊的昔兰尼城邦(即今天的利比亚海滨地区),人们靠采集和销售一种罗盘草的汁液赚钱(有避孕作用的植物药)。罗马植物学家普林尼说,当时罗盘草的价格比同等重的银子还贵。到了公元 4 世纪,原来极为丰茂的罗盘草灭绝了,人们又寻找替代物。妇女们转向了罗盘草在大茴香料中的亲缘植物,如阿魏。这是一种用来配制辣酱的主要原料,避孕效果虽说要差一些,但比罗盘草便宜。

从上述介绍中可见,植物药避孕在世界各地都具有悠久的历史和广泛的应用。由于当时的条件限制与科学水平的局限性,未能进行大量的资料总结,更缺乏严格的科学研究资料。但这些原始资料无疑对现代的避孕药研究提供了可以借鉴的宝贵植物品种。

116. 我国对植物避孕药的研究情况如何?

我国民间使用中草药避孕与节育的经验丰富,民间流传的单方、验方也较多。全国许多单位对其中某些植物、方剂等进行了研

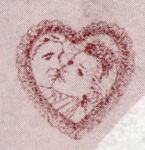

究,也取得了一些成果,并已经获得推广应用。例如,在女性计划生育方面,有从植物栝楼根内提炼的天花粉蛋白对早、中期妊娠引产的研究有独特的效果,现已制成针剂,在全国推广应用。从民间引产中药芫花根中提取的有效结晶"芫花萜",是一种二萜化合物,经药理与临床研究,已证实为安全、有效的中期妊娠引产药品。在男性口服节育药物研究中,棉酚是从民间食用的粗制棉油导致男性不育现象中得到启发,后从棉子中提取出有效成分棉酚,能抑制男子精子的生成,达到男性节育的效果。后期又在雷公藤中发现了具有抑制精子生成作用和化合物,目前正在进行深入研究之中。

117. 避孕会影响夫妻性生活质量吗?

避孕是每对育龄夫妻都必须面对的问题,不少夫妻对避孕措施是否影响性生活质量比较关心。的确,这是一个需要正确认识的问题,而且关系到计划生育政策的落实与家庭生活的幸福及夫妻间的"性福"。对于这个问题的回答是肯定的:一般不会影响夫妻性生活质量,甚至可以改善或促进夫妻性生活。因为避孕措施落实了,不担心怀孕了,夫妻性生活无后顾之忧,双方从思想到行动都放得开,当然性生活质量会更高一些。但事物是一分为二的,对具体的避孕方法要具体分析。

(1)口服避孕药:口服避孕药由性激素类药物组成,对某些妇女会有性欲方面的影响。但是,这种影响常常是双相性的,即一些妇女服药后,表现思想放松,性感受增强,性能力增强。而另一些妇女也可能产生性欲减低,或者性功能减弱;关键在于她们对避孕药的认识与态度。对于绝大多数妇女来说,口服避孕药对性生活的影响微乎其微。

(2)宫内节育器:宫内节育器有良好的避孕效果,而且一次放入宫内节育器可避孕多年,为我国广大的育龄妇女所采用。宫内

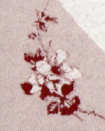

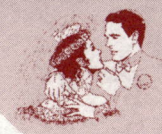

节育器位置隐蔽,不影响性生活也不影响激素分泌,因此不会干扰性欲和情绪,对性生活质量无不良影响,甚至可以提高性生活质量。但是,如果妇女患有盆腔炎,或者性生活时体位不当,可能会引起轻微的性交疼痛。由于宫内节育器的刺激,少数妇女会引起经期延长和经血增多,对性生活会产生不利的影响。倘若宫内节育器的尾丝从宫颈口脱入阴道,还有可能在性生活中刺激男方阴茎,引起丈夫性交疼痛。

（3）阴道隔膜与子宫帽：阴道隔膜与子宫帽是女性避孕工具,如果使用正确,一般不会影响夫妻性生活,但毕竟在阴道内放置了一个异物（阴道隔膜或子宫帽）,多少会带来一定的不适感。若因使用不当,容易发生移位而引起性生活不快;子宫帽固定在宫颈上较为牢靠,不会因阴道扩张而移位,因此对性生活的影响较小。对于这两类避孕工具的配置与使用方法最好请妇产科医生或计划生育技术专职人员选用型号、大小合适的品种才会更适合自己。

（4）避孕套（男性用阴茎套、女性用阴道套）：许多男子在戴阴茎套性交时,常因阴茎不能直接接触阴道壁而感到不能尽兴;还有的男子害怕避孕套破裂而影响避孕效果,存在各种不同的思想顾虑,对性生活的质量会有一定的影响。但是,患早泄的男子却可以因戴阴茎套能减缓射精时间而感到性生活更加满意。近年来性传播疾病,尤其是艾滋病的传播危险性越来越大,戴阴茎套防病的观点逐渐为广大群众所接受。由于世界先进工艺的发展,避孕套趋于薄、牢,且外观更新颖,如颗粒型、螺纹型、含药型等,不但对男性的感觉影响越来越小,而且可以给女方增加额外的性刺激和性美感。近年来研制成功的女用避孕套,也被部分夫妻所采用,具有一定的优点。

（5）阴道避孕膏剂、栓剂、膜剂等：避孕胶陈剂、润滑剂等可以起到杀死精子和杀灭细菌与病毒的作用。但由于这些措施可使阴道过于润滑,从而降低性感受。另外,有些杀精子剂刺激性强,可

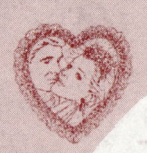

使龟头或阴道有烧灼感,引起不快。而避孕栓剂、膜剂等必须在性交前 10 分钟左右正确放入阴道深部,待其彻底溶解后才能确保避孕效果。若是妇女阴道比较干涩,此类避孕药难以完全溶解,对性生活的质量也会有一定影响。

(6)性交中断法:性交中断避孕方法也称为"体外排精避孕法",即男性在性交过程中即将达到性高潮期之前(射精即将发生之前),立即将阴茎抽出阴道外射精。从性生活的质量来说,是会严重影响双方性生活质量的,因为这时是双方都将达到性高潮的时期,若突然中止性刺激,双方都难以达到性高潮与性满足,当然对性功能也是有害无益。

(7)安全期避孕法:所谓"安全期避孕法"也称为"自然避孕法",从理论上讲是十分好的一种避孕方法,若能真正做到既安全性交,又有效的避孕,这种"两全齐美"的方法对性功能与性生活质量都是十分有利的。

(8)绝育方法:从理论上讲,女性输卵管结扎术或男性输精管结扎术均不干扰性激素的产生和分泌,不会对性欲和性生活产生不良影响。事实上,大多数绝育后的育龄夫妻,性生活的确未受绝育手术影响,有些人因不再担心受孕,性感受反而增强了。有少数绝育者在手术后发生了性能力的减退或障碍。其中一部分人是心理性的,另一部分是由于出现手术合并症或并发症,如女性子宫周围黏连、感染、出血;男性术后出血、感染、局部硬结或附睾瘀积等,引起绝育者的性功能减退或障碍。

(9)避孕与性生活质量的关系与受教育程度有关:法国卫生部的一份调查报告显示,教育程度越高的妇女,越懂得避孕,性生活都相当和谐与美满。这份报告调查了 1000 名 13~64 岁的不同阶层的妇女。

报告结果显示,低学历的妇女避孕比率为 58.5%,而有中等教育程度的妇女的比率为 67%。

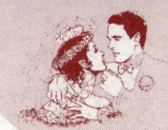

四、宫内节育器避孕

118. 什么是宫内节育器？

宫内节育器又称为"宫内节育装置"，英文缩写为 IUD。是一种放置在子宫腔内起避孕作用的避孕工具。目前有不带药（又称为惰性节育器）和带药（又称为活性节育器）两大类。惰性宫内节育器由不锈钢、塑料或硅胶等材料制成，不释放活性物质；活性宫内节育器都带有某些活性物质，在体内恒速释放其中所携带的活性物质，如带铜、锌或孕激素等活性物质。宫内节育器避孕作用主要是干扰受精卵在子宫腔内顺利地着床（也称种植），含药宫内节育器则释放出抗孕药物，加强避孕效果。两种宫内节育器都在放置后迅速起避孕作用，取出后作用随之消失。因此具有安全、有效、简便，取器后不影响生育而且恢复快等优点，是深受育龄妇女青睐的避孕方法之一。

119. 宫内节育器是如何诞生的？

宫内节育器的产生来自于劳动人民的实践。据说，在很久以前，古埃及有一个在沙漠中赶骆驼队为生计的骆驼夫，每当自己的雌骆驼怀孕之后，他的骆驼队就完不成任务，因为怀小骆驼与生了小骆驼后，这匹雌骆驼的运输能力大大下降，还要特殊地喂养它。为了不让雌骆驼怀孕，他想了很多办法，都不成功，或者说无法阻止雌雄骆驼在一起生活。

最后，他想出了一个奇特的办法——将小石头（能放进雌骆驼

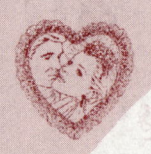

阴道大小的石头)强行放入雌骆驼的子宫之中,由于石头占据了雌骆驼子宫腔的位置,子宫再也无法容纳雌骆驼的胚胎了,达到了阻止雌骆驼怀孕的目的——人为地控制了雌骆驼的生殖能力。这就是最早也是最原始的"宫内节育器"的来源与诞生之谜。因此,后人称这个骆驼夫(不知姓名者)是第一个借助于异物达到控制动物繁殖的人,也是宫内节育器的创始发明人——劳动者。

到有文字记载的真正宫内节育器,大约是 1909 年,德国医学家用蚕肠线制成的能放入人类女性子宫中避孕的节育器,这才是真正意义上的避孕工具。

现代医学家们为了追溯宫内节育器的发展历史,并对宫内节育器的发展与进步进行总结,为此医学科学家们将宫内节育器的发展史分为五个时期:称之为"胚胎期"、"婴儿期"、"少儿期"、"青春期"、"成熟期"。

(1)宫内节育器的"胚胎期":根据《现代宫内节育器》一书指出:早期历史记载,为了防止骆驼过沙漠时受孕,人们将小石头置入骆驼子宫内。可以说,这是将异物安置于子宫内,实现调节生育力的最早期的一种方法。因此,可以认为这是宫内节育器发展的"胚胎期"。

(2)宫内节育器发展的"婴儿期":这一时期是由 1909 年开始的,德国妇科医生格雷芬伯格(Grafenberg)于 20 世纪初即研究宫内节育器。最初,他将蚕肠线结扎在一起,制成有 6 个尖头状的一个节育器。但这种星状节育器不易用探针检出,所以后来就改用银丝结扎。这一改进不仅可以使用探针容易将节育器检出,而且还发现这种节育器对 X 线具有不透性——便于 X 线检查。

但由于这种节育器过于柔软,极容易从子宫中被排出来,因而它在子宫内的持留率相当低。为了增加持留时间,格雷芬伯格等人用几股蚕肠线制成了蚕肠线圈,这就是世界上第一个环状节育器。当时制成的环状节育器直径约 2 厘米,蚕肠线的横面积约 2

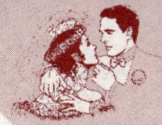

平方毫米。以后又发展成蚕肠线圈外缠绕银丝,以及单一用银丝制成银丝圈环状节育器(图7)。

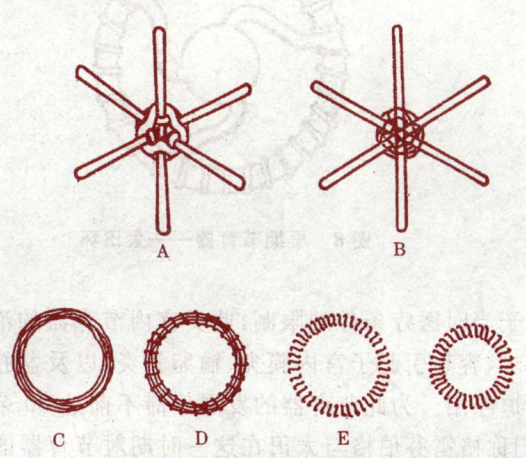

A. 星状节育器中央用蚕肠线结扎

B. 星状节育器中央用银丝结扎

C. 蚕肠线制格雷芬伯格环

D. 蚕肠线外绕银丝格雷芬伯格环

E. 银丝制格雷芬伯格环

图7 最早节育器——格雷芬伯格节育器

后来,格雷芬伯格医生用这种宫内节育器对数千名妇女进行了临床应用,并报道了临床试用经验。因此,这种节育器在临床上的应用是很有代表意义的。

几乎与此同时期,日本科学家太田设计出了另一种宫内节育器,即"太田环"(图8)。

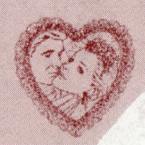

避孕节育知识问答

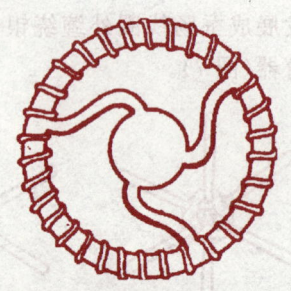

图 8　早期节育器——太田环

　　由于当时医疗条件的限制，此类宫内节育器的消毒与灭菌达不到要求，容易引起子宫内膜炎、输卵管炎，以及盆腔炎等炎症反应而被迫停用。为此节育器的发展停滞不前达 30 余年之久。因此，人们称格雷芬伯格与太田在这一时期对节育器的研究是节育器发展的"婴儿期"。

　　(3)宫内节育器发展的"少年期"：宫内节育器经过大约 30 年停滞不前时期后，1959 年，日本科学家石滨与以色列科学家奥本海默(Oppenheimer)两位学者各自发表了关于长期应用宫内节育器的临床经验。他们证明了子宫内放置金属或丝质等异物是一种行之有效的避孕方法。于是科学界对应用宫内节育器避孕又有了新的估价，从而将宫内节育器的发展推进到了"少年期"阶段。

　　(4)宫内节育器(IUD)发展的"青春期"：这一时期对宫内节育器的设计制作以适应宫腔为主，以减少宫腔的变形与压迫。尤其是塔特姆提出应设法使宫内节育器的结构、形态和大小更适应于子宫腔，即使在出现子宫强烈收缩时，也要使宫内节育器变形到最小程度，以适应宫腔的形态变化。这样可以解决因子宫强烈收缩使宫内异物——节育器被排出，降低宫内节育器的脱落率。

　　1967 年，塔特姆和夕柏(Zipper)开始用聚乙烯和硫化钡的混合物制成了第一个 T 形宫内节育器，在临床上试用取得了很好的效果，一

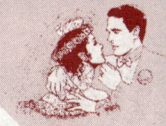

直延用至今仍是受欢迎的一种较好的宫内节育器(图9)。

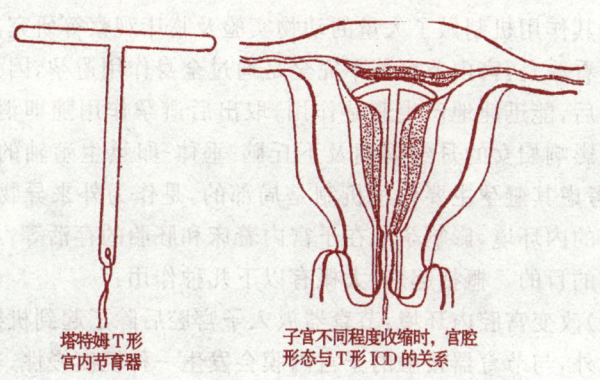

塔特姆T形
宫内节育器

子宫不同程度收缩时，宫腔
形态与T形IUD的关系

图9 塔特姆T形宫内节育器及在宫腔位置

(5)宫内节育器的"成熟期"：这一阶段是从1967年至今，是第二代宫内节育器诞生的时期。科学家们以原有的宫内节育器为"骨架"，在这个骨架结构上加入具有避孕作用的药物或金属，如铜丝等，称之为"活性宫内节育器"。将此前的节育器称之为"惰性节育器"或"第一代节育器"。

活性宫内节育器避孕效果更好，落脱率更低，不良反应更少，深受带器妇女的欢迎，为控制人类生育作出了巨大贡献。因此，科学家们称现代宫内节育器进入了成熟时期。

120. 宫内节育器的避孕机制如何？

宫内节育器的避孕原理主要是通过宫内节育器本身(异物)在子宫腔内占有一定的位置，同时还能引起子宫腔内无菌性炎症等一系列的生理生化方面的变化，改变子宫腔的内环境，干扰受精卵植入子宫内膜中，从而达到避孕的目的。活性宫内节育器还能释放干扰受孕的特殊成分，进一步提高了避孕效果。

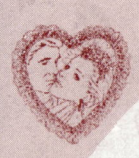

避孕节育知识问答

自 20 世纪 60 年代宫内节育器被广泛推广应用以来,专家学者们对其作用机制做了大量的动物实验及临床观察等研究。比较明确的看法是:宫内节育器不完全是通过全身作用避孕,因为放置节育器后,能迅速地产生避孕作用,取出后避孕作用随即消失;节育器不影响妇女的月经周期及下丘脑-垂体-卵巢生殖轴的功能。因此,考虑其避孕主要作用机制是局部的,是作为外来异物,影响子宫腔的内环境,影响孕卵在子宫内着床和胚胎的存活等,从而达到避孕的目的。概括起来,大概有以下几种作用:

(1)改变宫腔内环境:节育器放入子宫腔后除了起到机械的障碍作用外,与节育器接触的子宫内膜会发生一种轻度慢性、非细菌性的炎症反应,促使白细胞增加(比不带节育器的妇女增加 3～11 倍),这样就不利于受精卵着床。此外,伴随着异物反应,巨细胞和吞噬细胞大量产生,除了可吞掉进入宫腔的精子及着床前的胚胎外,还可以对胚胎产生毒害作用。

(2)前列腺素的作用:节育器的长期刺激,使得子宫内膜产生前列腺素增加。前列腺素一方面可以使子宫收缩和输卵管蠕动增强,促使发育及分裂程度不够成熟的受精卵被提前送到子宫腔而影响着床(两者发育不同步);另一方面,大量前列腺素又可以加强雌激素的作用,使子宫内膜在怀孕时的蜕膜反应受到抑制,不利于受精卵着床。

(3)带铜节育器的作用:通过节育器中铜离子的释放,能增加子宫内膜无菌性炎症;干扰子宫内膜的酶系统,如减低分泌期内膜中一些酶的活性,而这些酶又是胚胎着床的必要条件;还可能改变宫颈黏液的生化组成而影响精子的活动、获能或存活。这些局部变化都增加了抗生育作用。

(4)带孕激素节育器的作用:通过孕激素的释放,干扰子宫内膜的正常周期性变化,使内膜具有较高的孕激素水平,从而使腺体萎缩。间质蜕膜化,这些变化均不利于胚胎着床;还可能影响精

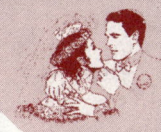

子的输送或获能。高剂量的18-甲基炔诺酮节育器尚可能抑制排卵;并改变宫颈黏液性质,使之不利于精子穿透。

　　总之,节育器的抗生育作用不是单一机制可以解释的,具有复杂的多方面的抗生育作用。有些看法虽然在学术界尚有争议,还有许多问题有待于进一步研讨。目前医学界一致公认的是:宫内节育器是一种安全、简便、有效、经济的长效避孕措施。

121. 宫内节育器的主要类型有哪些?

　　宫内节育器的种类很多,目前国内外使用的宫内节育器不下三四十种之多。下面分别介绍惰性节育器、活性节育器及目前国内外常用的节育器。

　　(1)惰性宫内节育器:是用惰性材料制成的,如不锈钢、塑料尼龙类和硅橡胶等。其理化性能稳定,本身不释放任何活性物质,如金属单环、麻花环、混合环、节育花、宫形环、太田环、蛇形节育器等。由于惰性节育器的避孕效果较差,国内外已渐趋淘汰,而以活性节育器取代之。但这些惰性宫内节育器在活性宫内节育器诞生之前,对控制生育起了很大的作用,对降低人口出生率作出过应有的贡献(图10)。

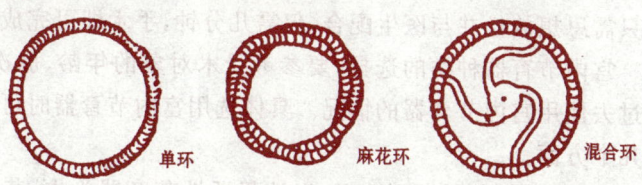

单环　　　　　麻花环　　　　　混合环

图10　惰性宫内节育器

　　(2)活性宫内节育器:是指利用节育器骨架为载体,带有铜或锌等金属、孕激素、止血药物及磁性材料,置入子宫腔后,在体内能

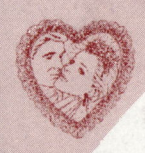
缓慢恒速释放上述活性物质,从而增加避孕效果,减轻不良反应的新一代宫内节育器(图11)。

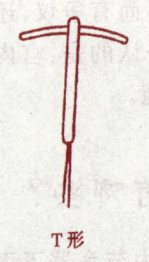
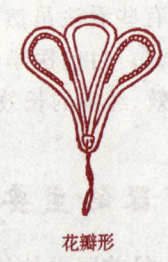
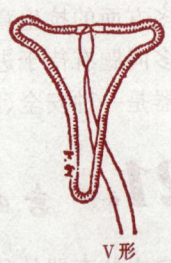

T形　　　　　　　　花瓣形　　　　　　　　V形

图 11　活性宫内节育器

122. 如何选择合适的宫内节育器?

医生经过详细的病史询问,必要的全身及生殖系统检查与必要的实验室检查后,如果没有禁忌证,可以订好放置节育器的时间。受术者术前 3 日避免性生活,手术当日体温应在 37℃ 以下。手术应在手术室内进行。这种手术一般没有痛苦,上节育器的对象只需思想放松并与医生配合,仅需几分钟,手术即可完成。

宫内节育器种类的选择,要参考受术对象的年龄、胎次、产次及过去使用宫内节育器的情况。具体选用宫内节育器时可参考以下几个方面。

(1)宫内节育器类型选择:以选择活性节育器为主,若对铜有过敏者可选用金属单环或宫腔型环。

(2)宫内节育器形状选择:有放节育环(圆形节育器)脱落史者,不宜采用环型节育器,应换另一种样式的节育器,如 V 形节育器、T 形节育器等。

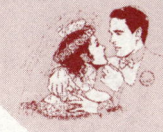

（3）宫内节育器大小的选择：一般应根据子宫腔的大小（测量的宫腔深度）并参考其他因素选用大小合适的节育器。通常参考胎次、产次多少、宫腔深度等因素是选择节育器大小的根据。

123. 如何根据宫腔测量深度选择节育器？

目前，临床上选择宫内节育器大小的方法主要是通过测量子宫腔的长度来判断该妇女适用于多大的节育器（在同种节育器中选择最合适的型号），由于这种方法是用子宫探针的刻度（厘米）来作标准的，而且手术者只能看到子宫探针在子宫颈外口处的刻度，因此，实际上所测到的长度是子宫颈外口到子宫底部的长度，也就是说，所见到的子宫探针上厘米数并非是子宫腔真正的长度，为了弥补这个缺陷，医学家们通过大量的临床与科研成果，特地制作出了相应的对照表格。使用者只要根据相应数据在相应表格中对照一下（当然是熟记）就能选择到大小适合的节育器了。常见节育器选择方法列表如下。

（1）金属单环节育器：节育器与宫腔大小匹配的选择见表1。

表1　宫腔大小与节育环型号匹配表

宫腔长度（厘米）	节育环外径（毫米）
5.5～6.4	18～19
6.5～7.4	20～21
7.5～8.4	22～23
8.5 以上	24

（2）V形节育器：V形节育器的选择见表2。

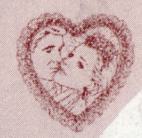
表2　宫腔大小与 Ⅴ 形节育器型号匹配表

宫腔长度（厘米）	节育器横径（毫米）
＜6.4	24
6.5～7.4	26
＞7.5	28

（3）其他类型宫内节育器：凡经鉴定合格者，可根据各地区临床研究与观察结果选择大小。手术者可根据该类节育器的说明书来选择与使用。若节育器带有尾丝者，宫口留尾丝1.5～2厘米。

124. 放置宫内节育器有哪些适应证与禁忌证？

（1）适应证：凡已婚育龄妇女，为了计划生育的需要，自愿要求放置宫内节育器控制生育而无禁忌证者，均可以放置。

（2）禁忌证

①生殖器官炎症，如急、慢性盆腔炎，阴道炎，急性宫颈炎和重度宫颈糜烂。

②凡3个月以内有频发月经、月经量过多或有不规则阴道出血者。

③有生殖器官肿瘤，如子宫肌瘤、卵巢瘤等。

④有各种较严重全身性疾病，如心力衰竭、重度贫血等，或各种疾患的急性阶段。

⑤子宫颈内口过松、重度撕裂或重度狭窄及严重子宫脱垂的妇女。

⑥畸形子宫，如双子宫、双角子宫等。

⑦宫腔测量，其深度小于5.5厘米或大于9厘米暂不宜放置（人工流产术时放置例外）。

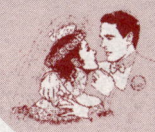

125. 宫内节育器放置前应做哪些检查?

宫内节育器的放置是计划生育的"四大手术"之一,虽然简单,但必须认真对待,一丝不苟。因此,放置节育器前要做好如下检查。

(1)详细询问病史、孕产史及避孕史。

(2)做妇科检查,在有条件的医疗单位做检查时,对可疑者做滴虫、真菌清洁度或并发疾病所必要的检查及宫颈防癌刮片,如有阳性发现,应治愈后再放宫内节育器。

(3)经检查不适合放置宫内节育器避孕者,应指导其使用其他避孕措施避孕。

126. 宫内节育器如何消毒灭菌?

宫内节育器的消毒与灭菌十分重要,这是关系到放置宫内节育器后带器者健康的大事情,必须严格要求。由于宫内节育器的制作材料与制作工艺不同,所以各类节育器的消毒灭菌方法也有所不同,具体消毒灭菌方法如下。

(1)金属宫内节育器:可采取煮沸或高压灭菌,或用75%酒精(比重必须准确)浸泡30分钟。

(2)塑料或混合型宫内节育器:可用75%酒精或1‰新洁尔灭浸泡30分钟。塑料节育器用2.5%碘酒浸泡5~10分钟后,用酒精脱碘。

(3)硅胶类节育器:可用高压灭菌,或用75%酒精浸泡30分钟,不能过长,以免影响质量。

凡浸泡消毒的节育器,使用前必须用无菌水冲洗后方可放置体内。

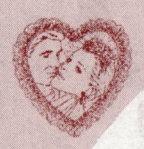
127. 放置宫内节育器手术前要做什么准备?

子宫内放置宫内节育器的操作既然被称为计划生育的常用"四大手术"之一,因此手术之前要做好接受者的下列准备工作。

(1)测量体温,对高于 37.5℃ 者,经复测仍高者暂缓放置。

(2)排空小便,以免膀胱充满影响子宫正常位置与放置节育器的操作。

(3)认真消毒外阴部及阴道。消毒顺序如下:①用 10% 肥皂水擦洗外阴。②另换 10% 肥皂水擦洗阴道。③用窥阴器以无菌水冲净阴道和外阴的肥皂液。④也可用 1‰ 新洁而灭(或 1/5 000 过锰酸钾溶液或其他消毒剂)冲洗阴道,再洗外阴。

但不能用碘酒、酒精之类消毒阴部及阴道。

128. 放置宫内节育器的手术步骤如何?

(1)手术医生必须穿清洁工作衣,戴帽子、口罩、无菌手套。

(2)外阴罩以有孔无菌巾。

(3)阴道检查,仔细查明子宫的大小、位置。

(4)用阴道窥器将阴道扩开,拭净阴道内积液。

(5)宫颈及颈管可用 2.5% 碘酒及 75% 酒精消毒(根据情况亦可选用其他消毒药品)。

(6)用子宫颈钳将子宫颈前唇或后唇夹住。

(7)用子宫探针沿子宫方向探测宫腔之大小并注意探针上的刻度。操作者必须谨慎小心轻柔地操作,切忌用力过大过猛,否则有造成子宫穿孔的可能性。

(8)根据宫颈口的松紧和宫内节育器的种类与大小,决定是否

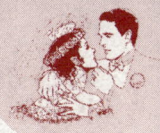

扩张宫颈口。若要采取扩张宫颈口措施，一定要选择从小型号扩张器开始，然后逐渐增大型号，循序渐进，用力要适度，严防损伤子宫颈及子宫。

（9）将选定的宫内节育器装在放置器上，轻轻送到宫底，然后将放置器轻轻退至子宫颈内口处，再推宫内节育器下缘，使节育器保持在靠近宫底部的位置。

在放节育器的过程中避免节育器与阴道壁接触。更要避免用力过大过猛，以避免造成子宫损伤或穿孔。

（10）如有中度宫颈糜烂或阴道清洁度不良者，手术后酌情给消炎药物预防感染。

（11）认真填写手术记录，最好告诉接受放置手术者所带宫内节育器的品种。

129. 放置宫内节育器后为何要随访？

放置宫内节育器是关系计划生育措施的落实情况，因此随访带节育器妇女是必须做的后续工作，带器妇女也应积极地配合随访工作，以对自己的健康状况负责。

（1）随访时间：一般在手术后1～3个月及6个月～1年各随访1次，以后每1～2年随访1次。特殊情况随时复查。

（2）随访内容：①询问自觉症状。②妇科常规检查。③必要时X线透视。④做好随访记录。⑤如有异常情况，应及时给予处理。

（3）节育器放置年限：如无特殊反应，金属环可放置20年左右；塑料节育器可以放5年左右。

其他类型宫内节育器可根据各地临床研究和观察决定放置时间，如活性宫内节育器要根据其所含活性释放物质的释放规律及有效期来决定此类节育器的放置时间。

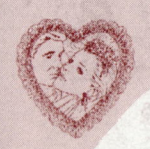

130. 宫内节育器取出或更换时应注意什么？

对带宫内节育器者取或换宫内节育器必须认真对待，并且慎重处理。

（1）凡放置期限已到或放置后有不规则阴道出血超过2周、炎症等经治疗无效者，可考虑取出。

（2）要求生育或改换其他节育方法者可取出。

（3）取出时间以月经干净后3～7天内为宜。

（4）取节育器之前，应确定节育器是否在宫腔内（如进行 X 线透视、超声波检查或见到尾丝）。

（5）取出节育器手术前准备与放置术前准备相同。轻轻地用探针在宫腔内探查宫内节育器的位置，用取出器勾住宫内节育器的下缘后轻轻拉出，如遇困难，酌情扩大宫口，切勿强拉，以免损伤宫壁。

（6）必要时将带出之子宫内膜送病理检查。

（7）有尾丝的宫内节育器，不需进宫腔，拉住尾丝即可取出。如尾丝拉断，可按上述方法，钩取或钳出。

（8）取出节育器手术后2周内禁止性交及盆浴。

（9）换置新的宫内节育器。取出宫内节育器后，可立即另换新宫内节育器；或于取出节育器并来过1次月经后再放置新节育器。

（10）绝经后1年内应及时取出宫内节育器。

131. 宫内节育器放置的时间如何掌握？

根据放置对象的不同情况，可以考虑在以下情况放置宫内节育器。

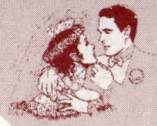

（1）月经周期间放置：一般以月经干净后 3～7 天内放置节育器较为适宜，因为在这个时间内怀孕的机会很小；而且子宫内膜为增生期，内膜较薄，放置后引起损伤及出血的机会较少。

（2）人工流产后及时放置：人工流产或钳刮术后及时放置，此时宫口松，且可免去第二次手术（继后放节育器的操作）。有人研究与月经周期时放置相比，其感染和出血的并发症未见增加，妊娠和脱落率基本相似。但必须确定宫腔内容物完全清除，出血不多，子宫收缩良好方可放置。如术前已有阴道不规则出血，术时出血多，子宫收缩不良或可疑宫腔内容物未完全清除，甚至有感染可能性者，则等下次行经后再放。

（3）中期妊娠引产后放置：在非经阴道手术的中期妊娠引产术后即时放置，如腹部穿刺羊膜腔利凡诺尔引产者，于胎儿娩出后，清宫手术时放置。中期妊娠引产后放置节育器，一般来说，脱落率较高，甚至高于早期流产后放置的 5～10 倍。因此，如怀疑有宫腔内组织残留可能，有潜在感染可能及用水囊或其他药物经阴道引产者不能放置。

（4）产后放置时间：产后 42 天及哺乳期闭经者，如能除外妊娠，且子宫收缩恢复良好，恶露干净 5 天以上，无子宫腔或会阴感染现象者，可放置节育器，以减少哺乳期妊娠。

（5）剖宫产后放置时间：剖宫产术者宜半年后放置。

（6）更换时放置：节育器放置期满，无任何症状，可以在取出原有宫内节育器后，立即放入新节育器。

（7）产时和剖宫产时胎盘娩出后立即放置：其优点为分娩和放置节育器同时完成，避免二次手术；缺点为脱落率高。如破水超过 12 小时以上、滞产，有阴道操作如手术产、手取胎盘等，均易引起感染，故不宜放置节育器。可疑胎盘残留，因有出血的可能，最好不放置节育器。

（8）房事后（性交后）放置：性交前因未采取任何避孕措施，或

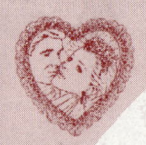

因避孕措施发生意外(如避孕套破了)而担心怀孕,且准备采取长效节育措施的妇女,可在性交后72小时内放置含铜活性节育器。

132. 放置宫内节育器后注意些什么?

(1)放置宫内节育器后,受术者可能有少量阴道出血和下腹部不适,大多会自行消失。

(2)如出血多、腹痛、发热,应去医疗单位诊治(最好是原放置节育器的单位)。

(3)1周内不做过重的体力劳动。

(4)术后2周或阴道出血停止1周内,禁止盆浴。

(5)放节育器后1个月内禁止性生活。

(6)放置后3个月内,月经量可能增多,经期应注意节育器是否脱落。

133. 宫内节育器避孕的优点是什么?

宫内节育器避孕的优点是避孕效果可靠、长效、安全、经济;节育器一经放入子宫腔内,一般可连续使用5年以上;可逆性强,取出节育器后就能及时恢复生育能力;对性生活无影响;不含性激素类(雌激素)的宫内节育器不影响哺乳及哺乳儿的健康发育。

这种避孕方法特别适宜已生一个孩子的妇女。已做过人工流产术的妇女也可选用此方法。

134. 放置宫内节育器后什么情况下需要去医院诊治?

出现下列情况之一,应立即去医院诊治:①放置后剧烈腹痛、发热、骨盆区疼痛，阴道分泌物增加。②月经未转或有怀孕可能。③发现节育器脱落。④过性生活时疼痛（包括男方性交时阴茎头刺痛）。⑤出血过多，有不规则出血或流血不止等异常情况。

135. 哪些妇女适合放置宫内节育器？

凡是已婚、健康又要求避孕的育龄妇女，月经规则，生殖器官正常，经医生检查合格者，都可以放置宫内节育器。

（1）尤其适合不宜应用其他避孕方法者，如不能坚持服避孕药者，或容易漏服者，以及不适合用外用避孕药与工具避孕的妇女。

（2）有高血压或严重头痛等不能服避孕药者。

（3）正在哺乳者。

（4）当以往放置的宫内节育器到了使用年限需要更换者。

136. 哪些妇女不适合放置宫内节育器？

（1）有严重的全身性疾病，如严重的心脏病、肝脏病、肾脏病、血液系统疾病等。

（2）月经周期不正常或月经量过多及严重痛经的妇女，放节育器后容易加重出血及痛经症状，应经医生诊治后，再决定是否放置宫内节育器。

（3）有生殖器官急、慢性炎症，如外阴炎、阴道滴虫、真菌性阴道炎、重度宫颈糜烂及急、慢性盆腔炎等，需治愈后再放置节育器。

（4）患生殖器官肿瘤者，常见为子宫肌瘤，其主要症状是月经量多，因此不适合放节育器，以免加重月经量多的症状。

（5）有生殖器官畸形，如双子宫、阴道纵隔等。

（6）子宫颈口过松、重度宫颈陈旧性撕裂及子宫脱垂者，因放节育器后易脱落，不宜使用。

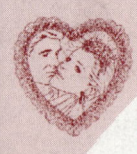

（7）宫颈严重狭窄或僵硬不能扩张者，也不宜使用。

（8）月经已过期，可疑妊娠者。

137. 放置宫内节育器有何不良反应？如何处理？

宫内节育器在临床上使用已经有几十年历史，已有大量事实证明是一种具有良好效果的安全避孕工具。但节育器毕竟是一种异物，放入子宫腔后会产生一定的不良反应，如出血、疼痛、白带增多等。

（1）一般反应：放置节育器1周内，阴道可有少量血性分泌物或伴有小腹坠胀、隐痛及腰酸等，一般不需处理，能自然消失。偶尔也可出现白带呈红色或小量出血，可用一般止血药处理。

（2）手术操作时可能发生心脑综合反应：极少数受术者在手术中由于精神高度紧张或局部刺激过强（如扩张宫颈时），可出现心脑综合反应，表现为面色苍白、头晕、胸闷、恶心、呕吐，甚至大汗淋漓，血压下降，伴心动过缓、心律失常等一系列自主神经兴奋性亢进的表现，严重者可发生昏厥，甚至抽搐。此综合反应临床上虽然甚少发生，但也不可忽视，医务工作者不可以掉以轻心。一般采用静脉缓注阿托品0.5毫克，5分钟后即能好转，如观察1小时左右未能好转，宜取出节育器。若尚未将节育器放置到子宫腔内，立即停止一切操作。

（3）月经异常：是放置宫内节育器最常见的不良反应，可表现为月经量过多、月经期延长、经期不规则出血，个别对象有月经周期缩短。其发生率为15%～20%，常是终止使用宫内节育器的原因。此不良反应多发生在节育器放置半年内，随着放置时间的增加，情况会好转。

症状轻者不需治疗，如果月经量比上节育器前多2倍以上，月

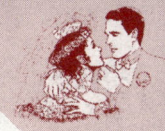

经周期缩短到 20 日或经期延长到 9 日以上的,可以对症治疗,如采用止血药、抗纤维蛋白溶解或对抗前列腺素的药物等。服药治疗和观察 3～6 个月仍不见效,可考虑取出节育器或更换节育器。惰性节育器出血量一般少于带铜等活性物质的节育器。

(4)小腹胀痛和腰酸:是由于放置节育器后子宫收缩所引起,有时也可因节育器过大或节育器移到子宫下部所致。轻者不需治疗,一般会逐步适应;重者可试用吲哚美辛(消炎痛)或其他消炎药物对症处理;如症状持续不缓解,可更换一个型号合适的节育器;如经 B 超或 X 线检查证实节育器下移,就需要矫正节育器的位置。

(5)白带增多:节育器可引起子宫内膜无菌性炎症及异物反应,故可导致分泌物增多,尤其带尾丝的节育器更为明显。必要时可给予消炎药物治疗。

(6)尾丝过硬或长短不合适:可造成男方性交疼痛,甚至性交时刺伤阴茎头部。可请医生将尾丝剪短至仅保留在宫颈管之内。

138. 哪些因素可能引起宫内节育器脱落?

宫内节育器是一种异物,能促使子宫收缩,自动将它排出,因而有少数节育器随经血排出,但本人有时并未察觉。因此,在放置宫内节育器头 1～3 个月的月经期必须检查月经血中是否带有节育器。引起节育器脱落的原因是多方面的:

(1)节育器本身的材料、质量、形状及大小,如有蕊的环,支撑力比较好,虽然放置略有困难但不易脱落;单纯金属环和质量比较软的环虽然放置容易,但容易脱落。

(2)受术者的年龄、产次和宫口的松紧也有关系,一般年轻、产次少或哺乳期的妇女,可能因子宫肌肉弹性好及较敏感而易脱环;

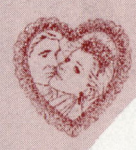

子宫颈口松弛或有子宫脱垂者也易脱环。

（3）节育器选择不当，过大、过小或手术中未将节育器放到宫底也会造成脱落。

宫内节育器脱落多见于上节育器的第1年，尤其以前半年多见，时间久了，子宫对节育器已适应，脱落机会减少，故放置节育器后的妇女，要按期随访，可用X线或B超检查，以便及时发现节育器是否脱落。带有尾丝的节育器也可通过检查尾丝是否存在于宫颈口的方法来检查。

139. 目前国内常用的宫内节育器有哪些？

（1）带铜T形宫内节育器：T形宫内塑料支架，按带铜面积（平方毫米）大小不相同（在宫内节育器的表示方法中"T"代表节育器的形状是T字形；"Cu"是金属铜的元素符号；其后的数字是表示铜的面积，以平方毫米计算），如TCu－200、TCu－220、TCu－380等多种类型。其中以TCu－200在国内应用较广（图12）。

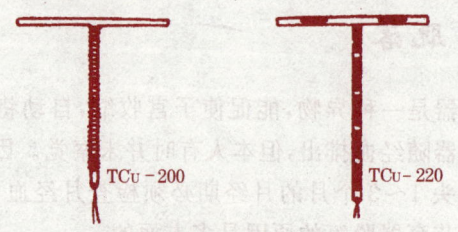

图12　T形带铜宫内节育器TCu-200与TCu-220

T形带铜宫内节育器的优点是比较适合宫腔形态，不易脱落，放取较易。缺点是子宫出血发生率稍高，T形横臂可能刺入子宫壁。为此国内将两端做成圆珠形，其有效率高于不锈钢圆环，放置年限为 5 年左右。

(2)硅橡胶带铜 V 形宫内节育器:由不锈钢丝作支架,制成"V"字形,与子宫腔形状相似,外套硅橡胶管,管外套有面积 200 平方毫米的铜丝,平均分为 4 段,分别绕于节育器的横臂及斜臂上。

宫内节育器外形为 V 形(是根据宫腔的形态上宽下窄,设计成为"V"字形),其横臂于中央部断开,有中心线相连接(横臂可有 0.5 厘米伸缩性),按横臂宽度可分为 24、26、28(毫米)三种规格(图 13)。

此种节育器的优点:其形态与子宫腔相符,且铜丝均匀分布于子宫腔的着床区域,可增强避孕作用,效果较好,但点滴或不规则出血稍多,可存放 5～8 年。

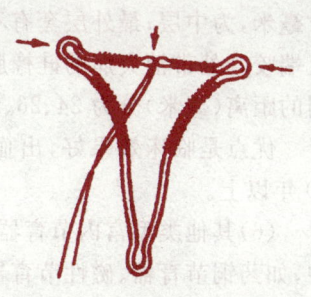

图 13　带铜 V 形宫内节育器

(3)多负荷含铜宫内节育器:自荷兰引进,我国已有合资生产。此种节育器,用聚乙烯做成支架,两侧弧形侧臂的外侧有 5 个小齿(增加与子宫壁的接触与磨擦力度),纵臂上绕有铜丝,铜面积有 250 平方毫米及 375 平方毫米两种。按大小及纵臂长短分为大、中、小号 3 个型号。

优点是放置方法简便,易于随访和取出,临床效果较好,预期可放置 3～5 年。

(4)活性金属单环 165 和带铜高支撑力环:这两种节育环的外形和金属单环相似,均由此发展而来。它以较粗不锈钢丝为材料,支撑力可达 165 克左右。在不锈钢丝螺旋腔内间隔插入 2 段铜丝簧和 2 段吲哚美辛(消炎痛)的硅橡胶条者为活性金属单环 165;仅加入铜丝簧者为带铜高支撑力环。铜面积均为 200 平方毫米,节育环按直径(毫米)大小分为 20、21、22 号 3 个类型。

此类节育器(环)放取技术与金属单环相似,但因环的不锈钢

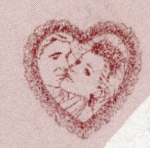

丝较粗,不易变形脱落,又有铜丝簧为活性物质,带有消炎痛可减轻其不良反应,故临床效果较好,预期可放置达10年以上。

(5)活性Y形宫内节育器:是最新研制成功的新型宫内节育器,以不锈钢丝为基本材料,带有铜和消炎痛。其结构分为3层,内层为不锈钢丝支架,呈Y形;支架上绕有铜丝,表面积为300平方毫米,为中层;最外层套有不锈钢丝螺旋簧。于横管两端及纵臂上端咬合处带消炎痛的硅橡胶珠及块。此种节育器根据两个横臂间的距离(毫米)分为24、26、28三种型号。

优点是临床效果好,出血等不良反应少,预期可长期放置达10年以上。

(6)其他类型宫内节育器:国内外尚有多种新的节育器在研究中,如药铜节育器、磁性节育器、带孕激素的节育器等。

20世纪90年代以来研究的"锚式"节育器较有前途,其特点为无支架,6个铜套串在尼龙丝上,用特制的针(置放此类锚式节育器的专用设备)把尼龙线结插入子宫底部肌层固定,使铜套悬挂在宫腔内,不直接与子宫壁接触,临床效果好,出血少等优点。

140. 放置宫内节育器后特殊情况如何处理?

(1)出血:目前认为,宫内节育器使子宫腔内纤维蛋白溶解酶活性增高是出血的主要原因,用抗纤溶的6-氨基己酸可减少出血。少量不规则阴道流血多无须治疗;流血量多者,可给予药物止血。经治疗无效者,可将节育器取出;出血日久者,需抗感染处理。

(2)腰酸、下腹坠胀:可能因节育器过大或位置偏低,引起子宫收缩造成的。可先试用解痉药,如无效可另行更换合适的新节育器。

(3)感染:少数人可因消毒或无菌操作不严引起上行性感染。

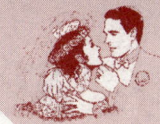

发生感染后,首先应取出节育器,再做相应的抗感染处理。

(4)节育器嵌顿:个别节育器可嵌入子宫肌壁间。较浅者,仍可用取环钩拉出(指对无尾丝的环形节育器);嵌入较深者,须先扩张宫颈管至 6~7 号宫颈扩张器的大小,再将节育器(环)带至宫颈口,用两把止血钳将环丝拉直剪断后抽出。操作应缓慢轻柔。必要时可在 B 超指引下钩取,以减少操作的盲目性。节育器(环)嵌入很深,甚至已穿出宫壁达盆腔者,宜剖腹或经腹腔镜取出。

(5)节育器脱落:多发生于带节育器(环)第一年内,尤其是头3 个月的月经期间脱落。因此,在来月经时,要检查一下月经垫上的经血中是否有节育器。节育器的自然脱落,与节育器(环)过大、过小、未放到宫腔底部、制作材料质量差、支撑力不够、受术者子宫口松弛、劳动强度过大或月经量过多等因素有关。故在放置节育器(环)后第一年应注意随访观察。

(6)带节育器妊娠:可能因选择节育器(环)不合适、放置节育器不当、或节育器位置下移等因素造成带节育器(环)妊娠,应予人流,另选换新节育器(环)。

(7)宫内节育器外游(也称为异位):是指宫内节育器离开了宫腔进入了盆腔或腹腔中,此类情况极少发生,但偶尔会发生有金属单环外游,可以通过 X 线检查或 B 超检查来判断,一旦确定节育器外游,必须及时取出,可用腹腔镜或开腹手术方法。

141. 为什么放置节育器后还会怀孕?

宫内节育器的避孕成功率在 95% 以上,但仍有 5% 左右的妇女由于节育器脱落而怀孕,或带节育器怀孕。放置宫内节育器后又怀孕的原因有如下几方面:

(1)节育器脱落到宫颈内口处。宫腔内膜没有同节育器接触,不妨碍受精卵着床。

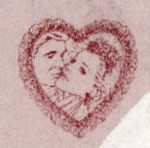

（2）节育器的型号与宫腔大小不适合，或节育器有扭曲、变形，起不到避孕的作用。

（3）宫内节育器外游，离开了宫腔，失去了避孕作用。

（4）个别妇女放置节育器后，子宫内膜没有引起相应的组织反应，或受精卵未受到着床的阻碍。

（5）节育器已随月经血流出宫腔，本人未发现，又未采取其他措施。

142. 带节育器妊娠时会出现哪些情况？

（1）子宫内妊娠：节育器在子宫腔内而同时妊娠并非少见（尤其是惰性宫内节育器），可能因节育器下移，受精卵在宫腔上部着床。不含药节育器的发生率高于含药的。带节育器（环）妊娠其后果不同于一般妊娠，自然流产发生率较高，产前出血、死胎、早产者也多见。带节育器到足月分娩的婴儿中虽畸形的发生率未见增高，但带不锈钢圆环妊娠而流产者中曾发现圆形环套于胎体。笔者在一次接生过程中，亲眼见到一个新生儿的左脚板上嵌着一个不锈钢环（此类节育器已经淘汰）。医学界主张对带器妊娠者应及早终止妊娠为宜。

（2）宫外孕：根据国内外大量研究，应用节育器妊娠者与不避孕妊娠者相比，宫外孕的危险性并未增加。但节育器只能防止子宫腔内妊娠，不能防止发生宫外孕。有报道，带节育器妊娠者中宫外孕占妊娠的 4% 左右，高于未带节育器者。因此，放置节育器的妇女，如果月经过期且有阴道不规则出血，并伴有轻度或重度下腹痛者，则应警惕是否有宫外孕的可能，要到医院及时诊治，以免延误病情。

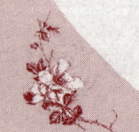

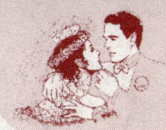

143. 放置宫内节育器会影响性生活吗?

宫内节育器是放在子宫腔内的避孕装置,它的作用也只是在子宫局部而不影响全身,更不会影响大脑皮质和内分泌系统的功能,所以对性生活是不会有影响的。

总的来说,节育器既然放在子宫腔内,其作用便是局部的,不像外用避孕工具那样可能会影响夫妻双方的性感,也不像避孕药可能使个别服用者产生性欲变化。但放节育器后如有经血淋漓不尽或节育器的尾丝较硬,则对性生活有一定影响,不过这些情况经过治疗或处理均能解决。

144. 放置宫内节育器会影响以后的生育吗?

由于宫内节育器仅对子宫腔局部起作用,取出节育器后受精卵便能在子宫内膜上着床、发育和成长,不会影响怀孕,而且取出节育器后往往很快就会怀孕。据统计,75%的妇女在取节育器后6个月内受孕,90%的妇女在取节育器后1年内受孕。为了使子宫内膜有一个修复的时间,取出宫内节育器后,最好用工具(如避孕套等)避孕几个月后再怀孕。因此,在初婚或未怀孕及未生产的妇女中,如想过几年再生育者,也可以考虑采用节育器避孕。

145. 什么情况下应取出宫内节育器?

宫内节育器按不同的类型有一定的存放年限(有效期),如塑料带铜节育器有效避孕期为5~7年。不锈钢金属环为10~15年

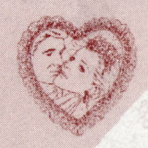

等。但近年有不少妇女放节育器(不锈钢金属环)已经超过 20 年而未取出,因为这些妇女对带此类节育器已适应了,月经量正常,身体健康,愿意长期带。故医务人员可根据妇女的具体情况决定是否取出节育器。有下列情况者可考虑取出宫内节育器。

(1)节育器的放置期限已到(即所带节育器的有效避孕期完成了),妇女尚年轻,可考虑取出后更换新节育器。

(2)节育器已部分脱落到宫颈处。

(3)放节育器时发现子宫穿孔,而节育器尚未入腹腔者。

(4)不规则出血或月经量过多,超过月经量两倍以上,经治疗无效者。

(5)确定为带节育器妊娠者(先取出节育器,再行人流术)。

(6)并发急性盆腔炎治疗无效者。

(7)已绝经半年者。

(8)符合计划生育政策,并计划再生育者。

(9)子宫颈或子宫体发生恶性肿瘤者。

如果带节育器者全身情况不良或处于疾病急性期者,可暂时不取节育器,待好转后再取出。

146. 何时取出宫内节育器？取节育器时注意什么？

(1)以月经净后 3～7 日为宜,因此时内膜薄,易取,出血少。

(2)月经失调或子宫出血不止,可随时取出或经前取出,并行诊断性刮宫,刮出物送病理检查。

(3)带节育器妊娠者需做人工流产,应同时取出节育器。可根据节育器所在部位,决定先取器后吸宫或先吸宫后取器。

(4)因绝育术而取节育器者,必须先取节育器后再行绝育术。

(5)绝经半年后应取出节育器,以免绝经过久,子宫萎缩而不

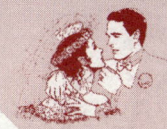

好操作。绝经过久者,术前 1 周可服尼尔雌醇 2 毫克。

　　节育器取出术虽为小手术,但因不是直视手术,全凭手术者的手感,而且有的受术者因放节育器时间长,取出时有一定困难。故术前应先了解节育器的种类,确认节育器存在于宫腔内,如宫颈口可见尾丝,或经 X 线、B 超证实。带尾丝节育器可在门诊取,不带尾丝节育器则须在手术室内进行。可以根据节育器的不同种类用取环钩(针对圆形宫内节育器)钩取,或用长弯钳钳取(针对带有尾丝的节育器)。

147. 宫内节育器放置时间长了会"长"进肉里吗?

　　绝大多数人放置与取出节育器都是自如轻松的,不会长进肉里(嵌于子宫中)。但是,如果宫内节育器的型号选择过大,上节育器时间不适宜,操作不正确可导致"节育器嵌顿"。这种并发症偶然是会有的,然而,这是相当少见的。像这种简单的手术,一般的妇科医生都能操作自如,只要掌握了节育器的型号与大小、上节育器的时间恰当、操作认真,都可以避免嵌顿现象的发生。

　　放置节育器时间的长短,虽然是"节育器嵌顿"的一个因素,但它并不是主要的,也不是必然的。一般情况下,不会发生嵌顿的现象,因为节育器具有一定的伸缩性,并且会随着子宫腔在月经不同时期的变化来适应宫腔的变化,所以时间再长也不会嵌顿。

　　造成节育器(节育环)嵌顿最主要的因素是节育器的型号过大或变形,上节育器时操作不轻巧,造成子宫壁的损伤,使节育器周围的子宫壁组织炎症增生,并且跨越节育器而生长,时间一长便有可能嵌顿到子宫肌层中去,然而并不像人们所想象的,长进去取不下来。只要上节育器后 3 个月、6 个月、1 年,以后每年定期检查 1 次,及早发现节育器(节育环)的位置,即使节育器嵌顿了,也能够

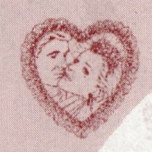

安全取出。所以,放置节育器的女性没有必要担心时间长了,节育器会长进肉里而取不出来。笔者在医疗工作中仅遇到一例节育器(不锈钢环)嵌顿的妇女,在为她取出此节育器时,比取出其她人的节育器所用时间要长些,但仍然顺利地取出来了。

148. 宫内节育器放置年限是多久?

根据《节育手术常规》的要求,不同的宫内节育器的放置年限是有明显差异的。一般而言。如无特殊反应,金属环可放置 20 年左右;塑料节育器可放置 5 年左右。其他活性类型的宫内节育器,则根据其所含活性物质的释放期与有效期来决定该类节育器的放置年限,也可根据各地临床研究和观察决定宫内节育器的放置年限。

149. 宫内节育器为什么有事后避孕作用?

根据生殖生理学的受孕生理研究,卵子在输卵管中受精后,大约停留在输卵管中 3～4 天,然后再由输卵管运送进入子宫腔内。进入子宫腔内的早期胚胎并非立即着床,而是在宫腔中游离 2～3 天,寻找最佳着床部位,然后再着床。因此,性交后 7 天内放置宫内节育器(以带铜宫内节育器为好)可以防止受精卵着床(种植),达到避孕目的。经过医生检查,在没有其他禁忌证的情况下放置宫内节育器防止怀孕的效果极好,其避孕有效率可接近 100%。并可以继续使用。

节育器作为事后避孕(也称为紧急避孕)的原理是:

(1)机械作用:作为一个异物,使子宫内膜发生一种轻度、慢性、非细菌性炎性反应,从而改变子宫腔内环境,阻止孕卵着床。

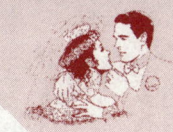

四、宫内节育器避孕

（2）吞噬细胞的作用：主要是巨噬细胞、中性白细胞等发挥吞噬与破坏精子或受精卵的作用。

（3）炎性细胞的作用：炎性细胞的退变物质达到一定浓度后，毒害胚胎使之不能继续发育。

（4）前列腺素作用：宫内节育器可刺激宫腔内膜产生前列腺素，前列腺素使子宫、输卵管收缩蠕动异常，同时增强雌激素作用，使宫腔内环境不利于受精卵着床。

（5）活性物质作用：宫内节育器可由金属铜制成，铜离子可以通过改变宫腔内膜、宫腔液等内环境的局部变化，和对精子及受精卵的毒性作用，来达到避孕目的。

总之，宫内节育器作为事后避孕工具，若在无保护情况下性交后7天内放置都能起到避孕作用，其作用机制是综合性的。

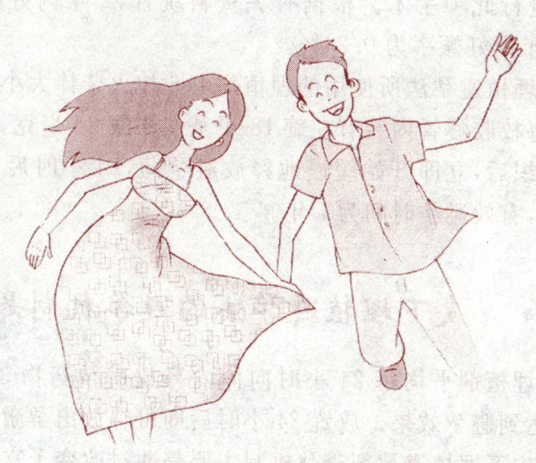

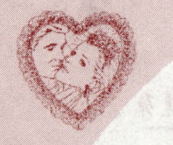

五、皮下埋植法避孕

150. 什么是皮下埋植避孕法？

皮下埋植避孕法是一种比较新型的避孕方法，目前已在世界范围内推广使用。这种避孕方法是将一定剂量的孕激素放在硅胶囊管中或制成含避孕药棒，然后将此管或棒埋藏于育龄妇女皮下，使其缓慢地匀速地向体内释放出少量的孕激素，从而起到避孕作用。1984年，我国引进了这种避孕剂，首先在北京、上海、天津、沈阳等城市使用，目前全国已有15个省市建立了皮下埋植剂临床试验中心，进行此项手术。根据有关资料统计，2年内妊娠率仅为0.1％，3年内妊娠率为0.24％。

皮下埋植避孕法所使用的埋植剂由6枚火柴棒大小的硅胶囊管组成，每枚胶囊管内装有左旋18-甲基炔诺酮36毫克，胶囊管埋入皮下组织后，立即开始缓慢地释放避孕药，24小时后即可起到避孕作用，有效避孕时间为5年。

151. 皮下埋植避孕法的避孕机制是什么？

皮下埋植剂平均每24小时向体内释放避孕药物30微克左右，足以达到避孕效果。放置24小时后即可释放出孕激素达到避孕水平。皮下埋植避孕剂避孕机制主要是通过改变子宫颈黏液的黏稠度，阻止精子进入子宫腔；抑制子宫内膜生长，不利于受精卵着床；抑制卵巢排卵等多方面作用来达到避孕目的。

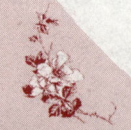

152. 哪些妇女适宜使用皮下埋植避孕法?

40 岁以下需要长期避孕的妇女,只要身体健康,均可采用此种方法避孕,尤其适合于使用宫内节育器容易失败的妇女,不能按时服用避孕药,以及对做绝育手术有顾虑的妇女使用。

153. 哪些妇女不宜使用皮下埋植避孕法?

患有严重贫血、高血压病、频发性头痛、甲状腺功能亢进症、乳腺癌、糖尿病、子宫肌瘤、卵巢肿瘤、严重皮肤病、肝炎、肾炎等疾病,以及有宫外孕病史者、哺乳期妇女、体重大于 70 千克或正在服用抗癫痫药、抗结核病药物的妇女,均不适合采用这种避孕方法。

154. 怎样使用皮下埋植避孕法?

皮下埋植避孕方法需要做一个小手术,将皮下埋植剂放置于妇女的皮肤下面。手术一般在月经来潮的 7 天以内或与人工流产手术同时进行。手术操作简单,在避孕者上臂内侧作一小切口,用一种特殊的套管针将 6 枚硅胶囊管从切口内推入皮下(呈扇形排列),切口无须缝合,整个手术操作可在十几分钟内完成。

术后数天内局部可能有青紫、肿胀,遇到这种情况无须处理,数天后会自行消失。如伤口有出血、感染或硅胶囊管脱出,应立即就诊。手术后 24 小时后方可进行性生活。在皮下埋植剂避孕期间,如发生闭经,出现阴道不规则流血及下腹痛等情况,应立即就诊检查有无怀孕。

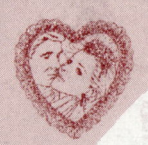

155. 皮下埋植避孕法的优、缺点是什么？

（1）优点：①避孕效果好，避孕有效率达99.6％以上。②避孕作用时间长，一次埋植可避孕5年。③药物反应小，这种避孕剂中只有孕激素，不含雌激素，所以不良反应较口服避孕药小。④具有可复性，将硅胶囊管取出后可以很快恢复生育能力。

（2）缺点：①放置与取出皮下埋植剂必须由专业人员操作。②个别人出现头痛、体重增加等现象。③植入早期会发生不规则阴道出血，个别妇女还有闭经。④约有20％的妇女在使用初期出现经期不准、经期延长和经血量增多等月经失调现象；上述这些现象多数在半年后可逐渐好转。

156. 皮下埋植剂有哪几种类型？

皮下埋植剂有两种类型，分别称为：①左炔诺孕酮硅胶棒Ⅰ型（NorplantⅠ）由6根含避孕药的硅胶囊组成，每个硅胶囊含左炔诺孕酮36毫克，总量为216毫克，每24小时释放左炔诺孕酮30微克左右，可以有效避孕5年。②左炔诺孕酮硅胶棒Ⅱ型（NorplantⅡ）为2根硅橡胶与药物混合的棒状物，每根硅胶棒含左炔诺孕酮70毫克，总量为140毫克，避孕有效期4年。

157. 怎样取出皮下埋植剂？

常规消毒皮肤、铺巾，先在肘部邻近埋植剂胶囊末端下方，注入局部麻醉药0.5～1毫升，使胶囊的末端凸起抬高，然后注射针头在皮下移动，针尖刺入邻近埋植剂的下方，重复该过程，直到所有埋植剂胶囊的末端都凸起来。在6根型的第3～4埋植剂胶囊

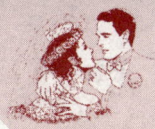

之间末端皮肤做约0.5厘米纵切口,左手拇指、示指和中指捏住皮下埋植剂尽量推向切口处,右手持输精管分离钳经切口伸入到埋植剂胶囊处,对其周围的皮下组织稍做分离,然后换用输精管固定钳夹住埋植剂一端,扣紧固定钳将埋植剂拉到切口处;再换左手持固定钳,右手持分离钳分开包裹在埋植剂外的纤维组织,露出埋植剂的一端,钳住后轻轻往外拔出。手术结束后,切口用创可贴粘贴或无菌酒精纱布块包盖,胶布固定。

158. 停用皮下埋植剂对生育有影响吗?

临床观察表明,取出皮下埋植剂后50日内,妇女体内激素水平恢复正常,生育力迅速恢复。停用皮下埋植剂50日后,所孕子女的生长发育无不良影响。

159. 对皮下埋植剂的不良反应如何处理?

皮下埋植剂避孕方法的不良反应比较少见,因为此方法仅含有孕激素避孕药。但也有少数受术者发生不规则阴道流血或点滴出血,极少数使用者还可能闭经。一般在3～6个月后可自行逐渐减轻或消失。若流血时间过长或不规则流血不能耐受又不愿意终止使用者,可给予含炔雌醇30～35微克的短效口服避孕药,每日1片,服22日;或者用布洛芬每次200毫克,每日3次,共服5日。也可使用中医中药对症治疗。

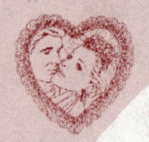

六、阴道避孕方法

160. 什么是阴道环避孕方法？

某些避孕药物或避孕工具（有缓释作用的高分子化合物与避孕药物混合制成环状结构的避孕药具）适合在阴道中使用称为"阴道避孕环"（简称"阴道环"）。由于阴道的解剖结构与子宫腔不相同，所以阴道内不能放置除了环形结构的避孕工具以外的其他能在子宫腔内使用的避孕装置。阴道环一般都套在子宫颈的阴道部分，或者深置于阴道后穹隆部位。阴道环中的避孕药物缓慢恒速释放，通过阴道壁黏膜吸收达到避孕效果。

161. 什么是缓释阴道避孕环？

缓释阴道避孕环又称为阴道缓释避孕环（简称阴道避孕环），是将避孕药物放置在能缓释药物的医用高分子化合物中制成的环形避孕器具。例如，有用硅胶与避孕药制成的硅胶阴道避孕环（简称"甲硅环"）等。避孕药通过载体不断地恒速释放于阴道中，通过阴道壁黏膜吸收进入血液循环产生避孕效果。

阴道避孕环是近几年来发展起来的一种新型阴道避孕工具，它是由医用硅橡胶管制成的圆形环，环内放入甲地孕酮、炔诺酮或18-甲基炔诺酮等孕激素，也有少数环内加入雌激素。

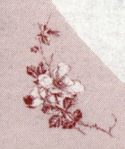

162. 缓释阴道避孕环的避孕机制如何？

阴道避孕环置入阴道后，不断缓慢地恒速释放环中的避孕药，然后由阴道黏膜吸收后进入血液循环系统而发挥避孕作用。它的主要作用环节是通过改变宫颈黏液性质、使排卵期的宫颈黏液拉丝度下降，黏液变得稠厚，不利于精子通过，同时也能使子宫与卵巢功能受到影响，不利于排卵与受精及受精卵的着床等，因而能产生避孕作用。避孕有效率在 97% 左右。

163. 缓释阴道避孕环分为几种？

缓释阴道避孕环(简称阴道避孕环)按含避孕药物的种类、释放量及避孕环在阴道内的留置时间，可将其分为 3 类：

(1)释放大量孕激素、间断使用的阴道避孕环：在每个月经周期中放入阴道内的时间为 21～28 天。

(2)释放大量孕激素与雌激素，间断使用的阴道避孕环：在每个月经周期中放入阴道内的时间为 21～28 天。

(3)释放小量孕激素，连续使用的阴道避孕环：可连续放置3～12 个月，月经期不需取出。目前上海地区使用的阴道避孕环属于此类，呈棕红色，环外周直径为 40 毫米，环身 4 毫米，环中含有避孕药甲地孕酮 250 毫克，平均每日释放 130 微克，每只环可连续使用 1 年。

(4)常用阴道避孕环举例

①ST－1435 阴道环。ST－1435 药由我国首先合成，含孕激素，不含雄激素和雌激素活性的避孕药。与硅胶混合制成缓释的阴道避孕环，因释放快，避孕期仅 6 个月。ST－1435 若口服，则药物由小肠吸收，肝内代谢失活，全身血液循环中浓度很低，故口服

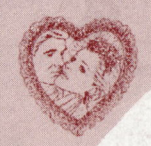

无效。此药在乳汁中含量极少,是哺乳期妇女避孕首选药具。

②硅胶阴道环。又叫甲硅环,为直径 4 厘米、具有弹性的空芯软硅橡胶环,空芯内含甲地孕酮 250 毫克,体外测定每日释放100～200 微克(平均数为 133 微克),可连续使用 1 年,月经期不需取出,有效率 96.3％,脱落率 4.6％。

164. 怎样使用缓释阴道避孕环?

缓释阴道避孕环的使用方法很简单,初次使用者于月经来潮第 5 天,由医务人员将其放置在阴道最深处(阴道后穹隆)即可。目前,上海地区使用的国产阴道避孕环一次放入阴道可连续使用1 年,月经期一般不必取出。阴道前后壁平时相贴呈闭合状态,所以阴道避孕环在阴道深部一般不易脱出,但使用者应定期去医院检查,并在医务人员指导下学会自己检查和矫正环的位置。由于该环体积较小,又在阴道深处,同房时无明显异物感,对性生活无影响,如有影响可在性交时将环取出,性交后再放入,并不影响避孕效果。

165. 缓释阴道避孕环有什么优、缺点?

(1)优点:缓释阴道避孕环的优点是使用方便,一次放入可避孕较长时间,还可以自放自取;避孕环每日释放的避孕药的剂量较口服避孕药量少,所以发生不良反应的机会也少;避孕环中的避孕药释放后是经阴道黏膜吸收,吸收后的避孕药绝大部分不通过肝脏而直接进入体循环,从而减少对肝脏的影响,对于身体较差,有心、肝、肾疾病,以及不能耐受其他避孕措施的妇女尤为适用;阴道避孕环不抑制乳汁分泌,且从乳汁排出的量微不足道,不影响婴儿健康。所以,哺乳期妇女也可使用。因此,缓释阴道避孕环是安全、有效的避孕措施。

(2)缺点:有发生不规则阴道流血、月经周期延长等,月经异常者占 2%,其原因可能是由于阴道环中仅含有孕激素类药物,缺少雌激素对子宫内膜的支持。但阴道出血随着使用时间延长,发生率会逐渐减少;少数妇女有白带增多现象;有时阴道避孕环可能脱落,脱环率为 2%左右。

166. 哪些妇女不适宜使用阴道避孕环?

一般育龄妇女均可使用阴道避孕环;但患有严重贫血、阴道壁松弛、膀胱膨出、直肠膨出,子宫脱垂,以及可疑或确诊为生殖器肿瘤者不宜使用。有滴虫阴道炎、真菌性阴道炎及重度宫颈慢性炎症者,待治愈后再使用。

167. 醋酸甲地孕酮硅胶阴道环如何使用?

该产品(商品名为"安儿避孕器")是一种新型、简便的长效避孕工具,每只含醋酸甲地孕酮 250 毫克。将本品放入阴道内就可达到长期避孕目的。经国内十余年的临床试用,证明其性能稳定,方法简便,深受广大育龄妇女的欢迎。

(1)适应证:用于已婚的健康育龄女性避孕。

(2)使用方法:该阴道环已经环氧乙烷消毒,并且密封单一装置,可直接使用。在月经干净后的第 3~5 天使用。使用者先以75%酒精擦拭手指,然后用手指将阴道避孕环套于宫颈或放入阴道穹隆深处。月经期可不必取出,若无异常情况出现,可持续放置,避孕有效期为 1 年。

(3)不良反应:①有少量阴道出血。如果在月经的前半周期有

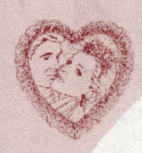

少量出血,可加服炔雌醇片(每片 5 微克)每次 2～3 片,每日 2 次;如果是后半周期出血,可服 1 号短效口服避孕片,每晚 1 片,直到周期末停服。②闭经。闭经 40 天以上者(以末次月经来潮时间计算)可服 2 号短效口服避孕片,每次 1 片,每日 2 次,连服 3 日;或肌内注射复方黄体酮注射液,1 日 1 支,连用 3 支,一周后月经即可来潮。

(4)禁忌证:①有子宫肌瘤、阴道炎、宫颈炎、高血压或血栓性病史者。②可疑妊娠者。③未满 18 周岁者慎用。④有肝、肾疾病的患者。⑤各种严重妇科病症患者忌用。

(5)注意事项:①本品初次使用应在妇产科医生或计划生育专职技术人员指导下进行为妥。②本品应严格按说明或遵医嘱使用,使用过程中不可随意时取时放,如果避孕环下垂露出阴道口时,应及时重新复位。③若阴道环意外地脱出了阴道,甚至落于其他地方,最好换用新的阴道避孕环;如果仍用此脱落的阴道环,就必须消毒后才能继续使用。④少数女性在开始使用的 1～2 个月中有月经改变现象,随着使用期的延长将会改善。⑤本品忌与油接触。⑥新阴道环必须避光,密封保存。

168. 什么是阴道避孕隔膜?

阴道隔膜是一种女用避孕工具,俗称子宫帽,它是用优质乳胶薄膜制成,外形像圆顶帽子,边缘有一个合金的弹簧圈,富有弹性,便于放取。阴道隔膜有 7 种型号,每种型号的阴道隔膜均用乳胶薄膜制成,四周边缘橡皮膜内镶有弹簧圈,所以既柔软又富有弹性。根据弹簧圈外直径(毫米),分为 50、55、60、65、70、75 和 80 等型号。我国育龄妇女最常用的型号是 65、70、75 号。采用阴道隔膜避孕,放置前必须经妇科医生检查,无禁忌证后,用手指测量自阴道后穹隆至耻骨联合下缘的距离,再用尺测量其长度,以选择相

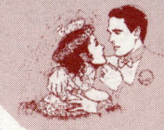

应型号的阴道隔膜。如型号过小,宫颈口遮盖不严,隔膜易移位,精子便会通过缝隙进入宫腔,造成避孕失败;如型号过大,可使阴道壁被挤压,造成阴道壁的损伤。所以,选择阴道隔膜的型号是非常重要的。

大小最为合适的阴道隔膜是隔膜的后缘抵达阴道后穹隆,前缘达耻骨联合后上缘,其他各缘紧贴阴道侧壁,阴道隔膜中部正好盖上子宫颈外口部。

169. 如何放置阴道隔膜?

使用阴道隔膜前首先排尿,排空膀胱;把手洗干净,详细检查隔膜有无破损或小孔,如无,则把避孕药膏挤在隔膜的凹凸两面及边缘上,并把药膏涂抹均匀。放阴道隔膜的姿势可以是坐式、蹲式、站立弯腰式或半卧式。放时将两腿稍分开。一手分开大阴唇,另一手的拇指和食指将阴道隔膜捏成椭圆形,凸面指向宫颈,沿阴道后壁向上方送入,直达阴道后穹隆顶端,再向前方移动,使阴道隔膜前端达到耻骨联合上缘,以盖住宫颈口全部和子宫颈。放好后再用食指检查一遍,如不合适可重新放入。只要经过医生测量,型号选择合适,放置正确,阴道隔膜不会影响正常活动与性生活,甚至大小便均不会受到丝毫影响。

一般在性交后 8~12 小时之后取出阴道隔膜。精子在阴道内存活时间为 8~12 小时,如果过早取出,部分精子在阴道内尚有活动能力,可进入宫颈、宫腔内导致妊娠,避孕就可能失败。放置时间也不宜过长,不能超过 24 小时,以免刺激阴道壁,使分泌物过多而引起不适或感染。

阴道隔膜的取出如同放入的方法。用手指伸入阴道,钩住阴道隔膜的前缘,向上、向外慢慢拉出。取出的阴道隔膜要用肥皂水洗净,同时检查有无漏孔或破裂。如无损伤,则应擦干净,涂上滑石粉,包好,

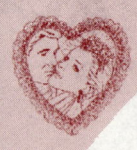

保存备用。只要用得好,1只阴道隔膜可以避孕2年左右。

170. 什么情况下不能用阴道隔膜避孕?

以下情况不能使用阴道隔膜避孕:

(1)患生殖道炎症,如阴道炎、重度宫颈糜烂、盆腔炎症,反复发作的泌尿系统感染及习惯性便秘者。

(2)阴道过紧,阴道畸形,如阴道纵隔或横隔,阴道壁过松或膨出,以及子宫脱垂者。

(3)对橡胶过敏者。

(4)智商低或经反复教授使用方法都无能力学会者。

171. 使用阴道隔膜避孕要注意些什么?

(1)要选择型号与大小合适的阴道隔膜。如果阴道隔膜过小,子宫口遮盖不严而导致避孕失败;如果过大,则可能压迫阴道壁产生不适感。

(2)使用阴道隔膜前要仔细地检查乳胶膜,如发现有漏孔、裂缝、发黏及弹簧圈变形,则不宜使用。

(3)阴道隔膜的位置一定要放置正确,放入后还要检查是否确实盖住了子宫颈,如没有盖严应取出重放。

(4)在阴道隔膜上涂避孕药膏可以提高避孕效果,同时还可以使阴道隔膜容易放入阴道。

(5)性交后8~12小时才能取出阴道隔膜,若取出过早,精子还没有全部死亡,仍有怀孕可能;但也不能取出过晚,最迟不超过24小时,因为放置时间过长,阴道隔膜刺激阴道壁,使阴道内分泌物增多,容易引起感染。

(6)妇女生育以后,阴道长度、松弛度都会发生变化,最好于产

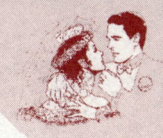

后 3 个月重新选配阴道隔膜的型号,使避孕效果更可靠。

172. 什么是阴道避孕海绵体？如何使用？

　　阴道避孕海绵体是一种特制的含有避孕药物的海绵体,一般呈圆形,其直径约为 5.5 厘米,厚度约为 2.5 厘米,一面呈凹陷可盖住子宫颈口;另一面有环状带子,可在房事后拉出海绵体。避孕海绵内浸满杀精子药——聚氨基甲酸脂,内含壬苯醇醚及柠檬酸等成分。

　　阴道避孕海绵体使用方法:在性交前将避孕海绵体放入阴道深部,阴道避孕海绵体是浸透了三种杀精剂的聚氨酯泡沫海绵圆片。避孕海绵的物理作用是阻挡精子进入宫腔;化学作用是杀精剂会杀死精子或使其丧失活动能力,从而达到避孕的目的。单独使用有效率为 85%～90%。

173. 使用阴道避孕海绵体避孕应注意些什么？

　　使用阴道避孕海绵体时,应先用洁净清水(最好是凉开水)将其浸湿,这样可激活避孕海绵体内杀精子剂的作用,然后将其放入阴道深部,并一定注意要将避孕海绵体的凹陷面盖住子宫颈口,10～15 分钟后即可性交。避孕海绵作用持续的时间在 24 小时以内,性交后 8～12 小时可将海绵体拉出。对取出的避孕海绵体要妥善处理,以免污染衣物,更不能被孩子当作玩具。

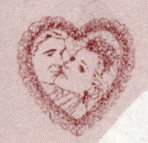

174. 使用阴道避孕海绵体避孕的优、缺点是什么？

（1）优点

①应用避孕海绵体的优点是用法简单方便，由于避孕海绵体柔软，放入时极其容易；它有尾带，取出十分方便。

②避孕海绵体一次放入后，若未取出可多次性交，在24小时内都有避孕作用。

③避孕海绵体若与阴茎套、安全期避孕等方法合用避孕效果会更加可靠。

（2）缺点

①一个阴道避孕海绵体仅能使用1次。

②费用较贵。

③单独使用避孕海绵体避孕方法失败率较高。

④少数妇女经常应用杀精子剂后可发生过敏现象；如阴部出现皮疹、全身发热、腹泻、疼痛等，此时应及时去医院诊治。

⑤若有过敏史者应禁止使用阴道避孕海绵体，若有阴道炎、阴道壁松弛、子宫脱垂或畸形者也不能用避孕海绵体。

⑥少数妇女性交后海绵取出困难，或取出时将海绵体拉碎则应去医院请医生协助解决。

⑦海绵体容易移位。性交后若发现海绵移动，未能很好地盖住宫颈口，则应立即采取补救措施，如加服避孕药等以减少受孕的机会。

175. 什么是阴道避孕栓剂？如何使用？

阴道避孕栓剂简称避孕栓，是一种头部为尖形的像"子弹头"

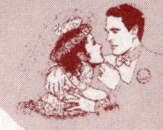

一样的避孕药剂型。避孕栓为外用避孕药,其主要成分为醋酸苯汞或壬苯醇醚的杀精子剂,溶解后与精子细胞脂蛋白膜相互作用,改变了精细胞渗透性,从而杀死精子。它可以在体温条件下 10~15 分钟后溶化为液体;溶化后的药液呈油状,涂于子宫颈口,可阻止精子进入宫腔,从而起到避孕的作用。

阴道避孕栓剂一般都是密封包装的,在性交前取 1 粒避孕栓剂将其外包装剥去,用右手示指与中指夹住避孕栓子,轻轻送入阴道深部。等待 5~10 分钟溶化后即可性交。性交后大部分液体随阴道分泌物与精液排出体外。射精后 6 小时可用温水洗净外阴部。

176. 阴道避孕栓剂避孕的优、缺点是什么?

(1)优点:阴道避孕栓剂的优点是用法简便,不影响性生活的快感,药物本身无任何不良反应。安全、简便,不干扰妇女内分泌,不妨碍性生活,可预防部分性传播性疾病,不影响乳汁分泌。药栓在体温(37℃)下溶化,可用于妇女的任何时期避孕。

(2)缺点:少数妇女有局部不适感,放入后需等待一定时间才能性交,易弄脏衣服及被褥等床上用品,可能有异味。

阴道避孕栓剂的失败率相对较高,避孕的效果不及口服避孕药与宫内节育器,少数妇女有过敏现象或阴部有轻微刺激感。

177. 用阴道避孕栓剂避孕注意些什么?

(1)避孕栓剂放入阴道后不足 10 分钟,还没有充分溶解或溶化,杀精剂的量释放不够,此时性交可致避孕失败。如果放入后超过半小时至 1 小时再性交,杀精剂的作用时间已过去,亦可使避孕失败。因此超过半小时到 1 小时者必须重新放 1 次。

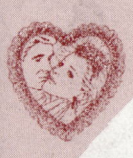

（2）阴道杀精剂的各种剂型置入阴道后，要防止再起床活动，以免药液流失，因为单次剂量可以杀死一次射出精液中的精子，剂量不足则易造成避孕失败。

（3）性交姿势应采用女仰卧位，以免药液流失。

（4）避孕栓剂的基质为油脂物，能损坏橡胶制品，不宜与避孕套、阴道隔膜、宫颈帽等避孕工具同用，以免乳胶受损。

（5）避孕栓剂受热后容易融化变质，应放在阴凉干燥处保存。

（6）避孕栓中的油质沾污衣服后不易洗净，故在使用中要注意避免污染衣裤及床上用品。

（7）患有阴道炎、重度宫颈糜烂、阴道过度松弛、子宫脱垂的妇女不宜使用阴道避孕栓剂。

178. 什么是阴道避孕药膜？如何使用？

阴道避孕药膜是将杀精子的药物制成像纸张样的"膜形"，属外用避孕药类。阴道避孕药膜主药分别为烷苯醇醚和壬苯醇醚，均为杀精子药。其包装为药膜型，每两张药膜之间有白纸相隔（主要是防止两张药膜粘连在一起，影响使用。因此，在使用避孕药膜时一定要分清真正的避孕药膜，切莫将白纸误用了），每张避孕药膜含杀精子药量为50毫克。

阴道避孕药膜的使用方法：

（1）女方使用方法：在使用阴道避孕药膜之前先要清洗外阴，然后洗净手。性交前女方将两张纸之间的药膜取下揉成小团，用右手中指或示指将它推入阴道深处。如感到粘在手指上，可旋转1周使避孕药膜确保被推入阴道深处。一般在10分钟后药膜溶解，才能性交。

（2）男方使用方法：男方在性交前将一张阴道避孕药膜对折两次，呈原来的1/4大小，或将药膜揉成松软的团，然后将此避孕药膜粘贴在勃起的阴茎头上（如果阴茎头部干燥时，可以将阴茎头部湿润一下，以便避孕药膜能粘住），对准阴道口缓慢送入阴道深部，等待 5～10 分钟，待避孕药膜完全溶解后再正式性交，才能确保避孕效果。

179. 阴道避孕药膜避孕有什么优、缺点？

（1）优点：阴道避孕药膜的优点是安全、简便，不妨碍性快感；使用方便，避孕效果好，可达 96％以上；对人体健康无害，不干扰人体内分泌功能及正常月经。

（2）缺点：有少数妇女对外用避孕药膜过敏。如在使用时外阴局部有发痒、烧灼感、红肿等不良反应时应停止使用。少数妇女有阴道分泌物增多，阴道瘙痒、烧灼感等，随使用时间延长而逐渐降低。

若使用不当（如未能将避孕药膜送入阴道深部）可影响避孕效果；对药膜过敏者及重度宫颈糜烂者不宜使用。

180. 阴道避孕药膜避孕有哪些适应证和禁忌证？

（1）适应证：阴道避孕药膜的适应人群广泛，一般育龄妇女都可使用，尤适合于患心、肝、肾病者，哺乳期妇女，不适合放置宫内节育器者，以及不适应使用避孕药者都可使用避孕药膜避孕。

（2）禁忌证：阴道避孕药膜避孕不适宜于子宫脱垂、阴道松弛或会阴部有严重撕裂、对药物过敏者，阴道有炎症者。

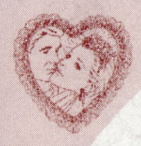

181. 阴道避孕药膜避孕有哪些注意事项?

(1)于每次性交前只能放入 1 张避孕药膜,多放难以溶解,反而影响避孕效果。

(2)如放入避孕药膜后超过 30 分钟尚未性交,应重新再放 1 张药膜,药膜应成松软的小团,不宜太紧,否则会影响溶解。

(3)阴道分泌物少的妇女,最好不用此方法避孕。

(4)药膜遇冷变硬,并不影响药效,应用时可先用手心或体温使其柔软后再用。

(5)避孕药膜塞入阴道后,应避免起床活动。

(6)每张药膜用防潮纸隔开,保存或使用时,不能与水接触,取用时不要错拿隔离纸当药膜使用。

(7)避孕药膜不能与避孕药膏、避孕栓等油剂药物合并使用。

(8)避孕药膜应保存在阴凉干燥处;也要保存在小孩子不容易取到的地方。

182. 什么是避孕药膏? 如何使用?

避孕药膏又称避孕胶胨,为半透明的糊状物,内含醋酸苯汞、对羟基苯甲酸乙酯、乳酸、甘油及基质等。避孕药膏具有杀死精子的作用,药膏的基质比较黏稠。能使精子失去活动能力,以阻止精子进入子宫腔达到避孕目的。避孕药膏的装置如同牙膏,并配有专用注入器。

避孕药膏的使用方法灵活,既可以单独使用,也可以与其他避孕工具合用,增强避孕效果。

(1)单独使用:性交前,将避孕药膏管口与专用设备——注入器(自带的)连接,然后把避孕药膏挤入注入器内,达到刻度为止(一般为 5 毫升左右)。使用时妇女取仰卧位,两腿分开,把注入器慢慢地推入到阴道深部,再向外退出 1～2 厘米,这时注入器顶端刚好在子宫颈外口附近,然后把注入器中的避孕药膏全部推入阴道内。

(2)与阴道隔膜合用:在阴道隔膜放入前,把避孕药膏挤在阴道隔膜圆顶凸凹两面上和隔膜边缘的弹簧环上,用手指把药膏涂抹均匀,然后将其放入阴道中。

(3)与避孕套合用:在避孕套顶端涂些避孕药膏,可提高避孕效果。

183. 避孕药膏避孕的优、缺点是什么?

(1)优点

①使用方便。外用避孕药膏是一种半透明糊状物,每 100 克内含醋酸苯汞 0.09 克,规格为 50 克装入塑料管内。并配有专用注入器,性交前使用,极为方便。

②避孕药膏中的药能杀死精子,对人体无害。同时还可起到性交时的滑润作用。

③与阴道隔膜、避孕套合用避孕效果更好。

④保管方便,只要置于阴凉通风处即可。

(2)缺点:避孕药膏单独使用效果不够理想,且易污染衣物及用品;避孕药膏的抽吸有时较困难。

184. 使用避孕药膏应注意些什么?

使用避孕药膏避孕时需注意以下事项:

(1)避孕药膏应于性交前注入,时间不宜过早,以免其中的甘

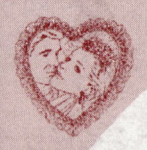

油吸收水分后被稀释,降低避孕效果。

(2)注入药膏后不宜起床活动,以防药物流出。

(3)药膏应放在常温下保存,过冷、过热都会造成避孕药中基质分离而失败,药膏有效期为1年,过期则不能使用。

(4)注入器用后应拆开,用温水清洗擦干,然后用纸或布包好备用。

(5)少数妇女使用药膏后白带增多,或产生过敏现象时,应改用其他避孕方法。

(6)患有阴道炎或子宫脱垂者不宜使用。

185. 避孕药膏研究有何新进展?

由于外用避孕药物是通过杀精子为主要作用的避孕药,在女性阴道中使用对全身没有影响,所以医学家们考虑将避孕药膏的功能扩大,使之既能达到避孕效果,又能杀灭病原体,如性病病原体等。目前,由长江生物药业有限公司研制的一种名为"康乐宝杀菌膏",不仅能快速杀伤人体精子,起到避孕作用,还能快速杀灭艾滋病病毒和淋病、梅毒、生殖器疱疹病毒、解脲支原体、滴虫、白色念珠菌等多种性病的病原体,从而有效阻止艾滋病和性病传播。有着"液体避孕套"之称的这一性生活外用避孕药品,是水溶性、无味、无色、无刺激的膏状液体,可由妇女主动控制。科技部2002年已将其列入国家火炬计划成果项目。

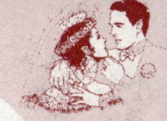

七、特殊情况下避孕方法的选择

186. 新婚之夜如何避孕？

新婚之夜是男女最浪漫与温馨的时刻，所以俗话说，人生两大幸福之事是"洞房花烛夜，金榜题名时"。如果在新婚之夜使用避孕套的话，似乎会破坏新婚初夜浪漫的气氛，而且到底是新郎，还是新娘准备呢？相信即使新郎兴致再好，看到新娘取出"保险套"（阴茎套）时，也会觉得索然无味。避孕药也可能同样会破坏双方的好心情。

新婚之夜避孕最理想的方法就是避开排卵日，这样双方都会没有思想顾虑，性生活才放得开。所以，订过婚的女性，最好能测量自己的基础体温（"基础体温"是指清晨醒来，不起床做任何事情，就及时测定的口腔体温），并且仔细地纪录下来，测满 1 个月经周期，就绘制成线条图形——称为"基础体温曲线"。此时就可以利用基础体温曲线上预示排卵的日期（一般是在下次月经来潮的前 14～16 天，在基础体温曲线上表现出体温最低的那天是排卵的日期），以此为依据与新郎一道共同商定结婚的日子——新婚初夜选在月经干净后或下次来月经的前几天——即"安全期"结婚。

由于预先确定结婚的日子已经考虑到避开了排卵日，这样双方过第一次性生活就可以思想放松些，动作也会自由自在些。但是，有很多人是在半年甚至 1 年前，就决定了结婚的日子，而要想在 1 年前就预知排卵日可不是一件容易的事儿。不过，如果月经

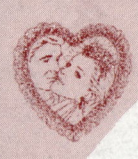
一直很规律的话,倒是可以预知月经来潮的日子是在月初、月中或月末。排卵日在下次月经来潮前的 14 天左右。因此,只需要反过来推算,就可以在月初、月中或月末选择一个好日子了。但是,即使月经周期很规则的女性,想要以基础体温来决定一个在半年甚至 1 年之后的新婚初夜,仍然是无法达到 100％正确的。更何况现在许多地方(尤其农村)还是沿袭旧习惯,以农历来决定结婚日子,如此一来想自然避孕就更难了。如果是属于上述情形的话,就应该在择定结婚日期之后,即在这一天的前 1 个月或前两个月开始记录基础体温,如此可以粗略地预知结婚当天是在排卵期的什么时候。如果婚礼的当天或蜜月期刚好在月经预定来潮的 1 周之前,也就是基础体温已进入高温期 4～5 天之后,就无须担心会怀孕,尽可安心地欢度蜜月。

万一新婚初夜是在排卵期(以基础体温最低的那一天为中心的前后 5 天)或在基础体温已进入低温期时,就会有怀孕的可能。所以,在蜜月期间,如果不想太早要生育孩子的话,还是应该想办法来避孕。使用避孕套、外用避孕药或其他可靠的避孕方法,这要因人而异,夫妻共同商量后决定。

最适合新婚时期使用的避孕方法是女用短效口服避孕药或避孕针。在婚前 1 个月就可以开始服用,蜜月旅行期间也要继续服用。通常都是在月经来潮时的第 5 天开始服用,每天服 1 片,持续 22 天,如此就可以达到完全避孕的目的。此法的避孕效果可达 99％以上,而且对某些妇女月经不调、过多、过频,痛经或经前紧张症等妇科疾病还有治疗作用,真是一举两得。

虽然,有些妇女服用避孕药或使用避孕针时,会有恶心、呕吐、头痛等不适症状,建议睡前服维生素 B_6 以减轻你的不适症状。当然,停药后这些症状都会消失。如按上述所说去做,在欢度蜜月期间一定会很开心的。

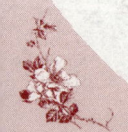

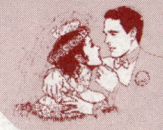

187. 新婚夫妻可以选择哪些避孕方法？

新婚夫妇在性生活方面正处于适应阶段，性中枢兴奋性较高，性生活比较频繁，生殖能力强。为此，新婚夫妇最好选择安全可靠又简单易行的避孕措施，下列避孕方法可供选择使用。

（1）避孕套

①男用避孕套是首选方法之一，避孕套是用一种乳胶制成的很薄的护套，目前生产的避孕套又薄又软，形状、大小、颜色都各有不同，用此方法避孕基本上不影响性快感，而且用法简便，但一定要正确使用避孕套。

②女用阴道避孕套是一种结构与男用避孕套类似的，但其口径比较宽大，当阴道避孕套置于阴道中后，男方阴茎实际刺激的是阴道避孕套内层，所排出的精子被限制在阴道套内，从而达到避孕目的。使用时要确保阴茎在阴道避孕套内活动。由于新婚妇女的阴道比较紧，阴道窄小，不适合采用女用阴道套避孕。

（2）短效口服避孕药：其次是选择短效口服避孕药（1号、2号、0号或18甲）。当决定了结婚日期后，新娘必须在结婚前的1次月经的第5天就开始服用短效口服避孕药中的任何一种药品，并且正规服用，每天1片，连服22片后停药。如果继续避孕，在来下次月经的第5天开始再继续服下1个周期的药。在较长时间口服避孕药后，若想生育时，应先停药，改用其他方法避孕半年后再怀孕，这样会更加安全。

（3）探亲避孕药：如果结婚之前未能先服用短效避孕药，蜜月期间可以采用口服探亲避孕药，并且严格按照所服用的探亲避孕药品种的要求服完1个疗程，然后及时改用短效口服避孕药物接替，确保避孕的连续性与有效性。探亲避孕药可在结婚的当日服用。

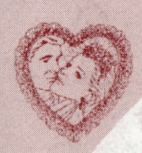

(4)外用避孕栓或避孕药膜：经过一段时间的性生活后，阴道已扩张到一定的程度后可用，也可以选择外用避孕药膜或避孕药栓作为避孕措施。一是要正确使用，二是要坚持使用，三是在性交时间长或第二次性交时应补放 1 片或 1 粒，否则会影响避孕效果。

总体来说，新婚夫妇以采用男方用避孕套、女方服用短效口服避孕药等使用简单、效果可靠、容易掌握，且对内分泌及之后生育没有影响的避孕方法为佳。

188. 新婚夫妻不宜采用哪些避孕方法？

因为新婚阶段双方都缺乏性生活的经验，性兴奋和性冲动比较强烈，不易控制，所以新婚夫妻一般不宜采取以下几种方法避孕：

(1)安全期避孕法：新婚期由于性生活的兴奋，打乱了正常的排卵规律，易发生额外排卵，因此安全期亦不安全。

(2)女用长效避孕药(针)：因为停药后生育力恢复缓慢，甚至难以恢复。想在半年后怀孕的，停药后半年方可怀孕，否则对胎儿不利。

(3)阴道隔膜：由于新婚妇女阴道较紧，使用阴道隔膜比较困难，有时也不正确，容易导致避孕失败，不宜用。

(4)宫内节育器避孕：由于新婚妇女阴道较紧、宫颈管也紧，放置宫内节育器难度较大，不宜用。

(5)体外排精法避孕：即男方在将要射精时把阴茎抽出阴道，让精液射在女方阴道外的节育方法。由于新婚夫妇缺乏性生活经验和规律，不易掌握好性兴奋期的射精规律；即使性生活有经验的夫妻，使用体外排精法避孕也常常失败，原因不是男方抽出阴茎太晚，而是在正式射精发生之前，已经有少量精子先期进入了女性阴道，它们来源于尿道球腺等部位与器官。因此，体外排精避孕方法，经常导致避孕失败而怀孕，不宜用。

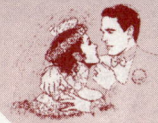

（6）男用棉酚类方法：因为棉酚作为男性节育药品还存在一些缺陷，如易产生低钾血症，停用棉酚后少数服用者生精功能恢复障碍或不能恢复，不宜用。

（7）紧急避孕方法：如果新婚夫妇忘记采取避孕措施或避孕失败，可服用紧急避孕药。但紧急避孕药仅作为常规避孕措施失败的一种补救措施，新婚期间只可以使用1次。并且有可能引起恶心、呕吐、月经紊乱等不适，影响蜜月期的性生活质量。所以，新婚夫妇尽量采取常规的避孕措施，避免使用这种不得已而为之的避孕方法。

189. 新婚期口服避孕药的妇女要补充什么营养素？

总的来说，用口服避孕药物进行避孕，因个人体质不同，有可能出现一些营养损失的状况，尤其是新婚期女性，从女孩子变成"新媳妇"多少有些不太适应。因此，在服用避孕药的同时，应该同时补充维生素等营养素，以预防避孕药的某些不良反应。

（1）含维生素 B_6 丰富的食物：少数妇女在服用避孕药初期有类似早孕反应，如恶心、呕吐、头晕、嗜睡、乏力等。服用维生素 B_6 可以减轻症状。另外，避孕药中含有的雌激素可增加肝脏色氨酸代谢，而维生素 B_6 是色氨酸代谢中的一种辅酶成分。维生素 B_6 缺乏可妨碍色氨酸代谢，随之还可引起神经系统功能的障碍。所以，有的妇女在服避孕药后会出现忧郁、悲观、容易激动、脾气暴躁等情况。食物中含维生素 B_6 较多的有肉类、乳类、蛋类、蔬菜、麦芽、肝类、花生、酵母、葵花子、香蕉、米糠等。

（2）含叶酸与维生素 B_{12} 丰富的食物：服避孕药可以抑制十二指肠黏膜的叶酸结合酶，这种酶是肠道吸收叶酸所必需的，酶少了，可引起叶酸缺乏。避孕药还会引起体内维生素 B_{12} 的相对缺

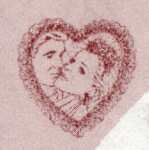

乏,容易造成贫血。所以应多吃含叶酸与维生素 B_{12} 丰富的食物。如动物内脏、贝壳类、奶粉、鱼、蟹、蛋黄、绿叶蔬菜、肉类、豆类、水果等。茶叶中含丰富的叶酸与维生素 B_{12},可经常泡饮。

(3)含维生素 B_2 丰富的食物:服避孕药时间长了,少部分妇女还会出现口角炎、舌炎或结膜炎、脂溢性皮炎等,这与维生素 B_2 缺乏有关。含维生素 B_2 的食物有动物内脏、豆类、蔬菜、硬壳类(花生、葵花子等)、蛋类、乳类等。

(4)含维生素 C 丰富的食物:长期服避孕药的妇女,容易发生血栓栓塞性疾病,这与雌激素有关,也与血中维生素 C 浓度下降有关。应多吃些新鲜蔬菜、水果,如豆芽、西红柿、橘子、大枣、鲜柿椒、圆白菜、鲜藕、橙、柚、柠檬、草莓、酸枣、山楂等。

(5)含铁质丰富的食物:有的妇女在服用避孕片后会出现阴道流血,久之也会造成贫血(多为缺铁性贫血)。补充铁元素是必要的,应多吃黑木耳、海带、发菜、紫菜、香菇、动物肝脏、血、肉、蛋黄、黄豆等食物。

190. 分娩、人工流产后何时可以过性生活?

妇女分娩后,在生殖器官尚未完全恢复之前,应避免过性生活。据统计资料显示,约有 1/3 的妇女在产后 1 个半月;1/3 的妇女在产后 2 个月;几乎所有的妇女在产后 3 个月都恢复了性生活。只是在产后 1 个半月至 2 个月过性生活时,阴道湿润度、外阴肿胀及阴道壁紧张等生理反应出现较缓慢些。约有半数以上妇女在产后 3 个月以内性欲较孕前为低,仅 1/10 的妇女有所增强,前者可能与照顾婴儿、休息不充分引起的倦怠,以及乳房胀痛和少部分人因分娩时会阴切开伤口瘢痕疼痛等原因有关系,使之达到性高潮较为困难等。性生活之后容易出现疲劳感,以及产后阴道壁伸展

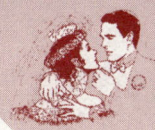

过于松弛而顾虑配偶的性快感是否降低,也是分娩后妇女可能遇到的问题。

一般而言,分娩后至少1个半月以后再过性生活比较合适;人工流产术1个月后才能过性生活。这是因为分娩或人工流产之后不仅人的心理精神状态和体力的恢复必须有一个过程,而且更主要的是子宫、阴道等生殖器官需要一个充分的修复和调整阶段。分娩后一个半月、人工流产后1个月以内,一般来说恶露已经干净,但子宫内膜尚未完全恢复到正常状态,局部抵抗力低下,过早地开始过性生活,容易把细菌等病原体带入阴道并上行引起子宫内膜炎等妇科疾病。因此,分娩或人工流产之后,应严格按照上述时间才能恢复性生活。如果分娩或人工流产后恶露不干净,应去医院积极诊治;同时还应推迟过性生活的时间。另外,双胎妊娠、巨大胎儿及产后有感染者或出血等并发症者,因康复需要更长时间,故也应推迟性生活的恢复时间。

191. 产后及哺乳期选择避孕的方法和原则是什么?

(1)选择避孕方法的原则:哺乳期也要落实避孕措施,虽然产后哺乳会抑制排卵,使月经暂时停止,有一定的避孕作用,但并不是绝对安全可靠的。由于哺乳方法避孕作用不是百分之百有效的,有人先排卵,在月经未恢复前就已经怀孕了,社会上称为"暗胎"(即产后月经尚未复潮情况下所怀的胎儿)。因此,产后及哺乳期第一次恢复性生活时就应该采取避孕措施。选择避孕措施的原则应为:

①不影响乳汁分泌。

②避孕药不经乳腺分泌进入哺乳儿体内,更不能影响哺乳儿的发育与健康。

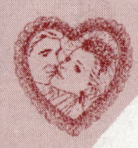

③必须适合妇女产后生理状态,如月经未复潮、阴道分泌物较少等特点。

④男方应多承担节制生育的责任,以男用避孕方法为主。

(2)可选择的避孕方法

①宫内节育器。产后应尽早放置,最好在产后42天的保健检查时即放置。

②避孕套。阴茎套(男用)和阴道套(女用)。

③阴道避孕环。首次使用必须到医院由妇产科医生为其选择合适型号,并教会使用方法。

④皮下埋植剂。要经医院或计划生育技术服务站检查后,决定是否适宜进行皮下埋植避孕,无禁忌证者可采用此避孕方法。

⑤长效甲孕酮避孕针。这类避孕针剂都是不含雌激素的避孕药,不影响乳汁分泌及乳儿发育,产后42天就可以开始用。

⑥其他。避孕栓及阴道泡腾片等外用避孕方法。

192. 哺乳妇女不宜选用哪些避孕方法?

(1)自然避孕法(安全期避孕法):没有正常月经,无法计算。

(2)复方避孕药(片剂或针剂):避孕药中的雌激素对乳汁分泌的影响较大,不但使乳汁量减少,而且使其中营养成分降低,还会对婴幼儿产生不利影响,尤其是女婴。

(3)阴道避孕药膜等:因为此类避孕药属水溶性薄膜,哺乳期阴道较干燥,药膜不容易溶化完全,杀精子的药释放不充分,容易导致避孕的失败。

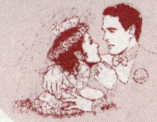

193. 利用哺乳闭经避孕法避孕应注意什么？

母乳喂养婴儿能起到一定的避孕作用,这是医学研究所证实的,称为"哺乳避孕方法"。在哺乳期内,由于婴儿吸吮母亲的乳头,刺激垂体前叶分泌的催乳素和垂体后叶分泌的催产素,抑制了下丘脑中促性腺激素释放激素(GNRH)的释放,导致垂体促性腺激素(FSH 与 LH)的分泌减少,造成卵巢功能低下,使卵子不能发育成熟及排卵;使子宫变小而且软,导致子宫内膜不会发生周期性变化——月经停止来潮。

产后前 2 个月内的妇女对婴儿的吸吮兴奋反应最为明显。据报道,仅 30 分钟的吸吮,可使垂体催乳素的释放达到高峰。利用这个原理,科学家们认为可以采用哺乳期避孕,以达到短时间控制生育的目的,或推迟采用其他避孕的方法。但应注意,哺乳期避孕只适用于产后 6 个月以内的妇女。此时乳汁量充分,可不添加任何辅助食物,达到完全母乳喂养婴儿,使妇女完全闭经,即可有较满意的避孕效果。

产后 6 个月后,由于婴儿已开始添加辅食,不能再保持完全哺乳,尤其是月经已恢复,妊娠的危险性就会明显增加,所以应该及时采用其他方法避孕。否则,即使延长哺乳期,但不采用其他避孕方法,仍然会出现哺乳期内怀孕,甚至怀孕后自己还不知道,以致当发现时妊娠月份已大了,给终止妊娠带来困难,使自己身体健康也受到较大的损失。

194. 如何正确评价哺乳闭经避孕法？

哺乳闭经避孕法也是国际上极推崇的避孕方法之一。但是,

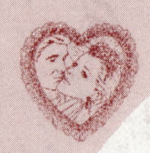

以前在很长的一段时间内,由于没能正确地使用哺乳避孕及缺少恰当的使用指导,哺乳避孕被认为是不可靠的。1988 年,科学家们汇集于意大利,就母乳喂养对生殖功能影响的科学性进行了评估,一致认为:未使用避孕方法的全母乳喂养或接近全母乳喂养伴有闭经的妇女,在产后 6 个月内的妊娠风险低于 2%。会议之后,他们又在哺乳妇女中开展了几项研究,1995 年发表了哺乳避孕的指南,即采用哺乳闭经避孕法必须完全符合:①闭经。②完全或接近全母乳喂养。③产后 6 个月以内。如果 3 个条件中任何一项发生了变化,应该选用其他避孕方法,至此,哺乳闭经避孕法被广泛推崇和采用。

其实,哺乳与闭经的关系早已被人们认识,早在 20 世纪 80 年代有学者曾指出:"即使是现在,世界上由哺乳而避免出生的人口数可能多于任何一种避孕方法。"在长期哺乳的地区,哺乳确实减少了人口的出生。科学家们在卢旺达的一次研究表明,哺乳妇女中有 50% 在分娩 18 个月后怀孕;而未哺乳妇女中,有 50% 在分娩 4 个月后怀孕;另外,有 75% 的哺乳妇女在分娩 15 个月后还没有怀孕,而不哺乳妇女有 75% 在分娩 9 个月后怀孕。这也证实了哺乳闭经避孕法是有一定控制生育作用的。

母乳喂养能抑制排卵,产生哺乳期闭经,减少受孕机会。这是由于吸吮乳头可刺激下丘脑释放一种类啡肽,使促性腺激素释放激素(GNRH)量减少,导致垂体促性腺激素(FSH 与 LH)降低,造成卵巢中卵子的发育与成熟障碍,无卵子成熟,自然不会有成熟卵子排出卵巢而控制了生育,这就是哺乳避孕的主要机制。正由于没有卵子发育与成熟,雌激素分泌量少,不足以促进子宫内膜增生发育,因此就无月经来潮——这就是哺乳闭经的机制。

但是,仅靠母乳喂养这种方法来避孕并不完全可靠(尤其是那些并非全哺乳的妇女),大多数妇女的排卵在月经前恢复,其中约 3% 的妇女在开始恢复月经之前排卵并受孕。尤其营养相对良好

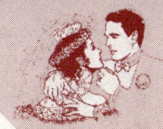

的母亲更不可靠。如果母亲希望母乳喂养延长生育间隔，推迟受孕，则应在婴儿出生最初的 6 个月内坚持母乳喂养，每日至少喂奶 10 次以上，而且要坚持夜间喂哺。

195. 探亲夫妇如何选择避孕方法？

(1)探亲夫妻的特点：①偶然短期相会，性生活激动，俗话说，"久别赛新婚"，正常排卵规律可能会被打乱。②探亲时间不能根据月经周期安排，用一般的口服避孕药有困难。③探亲时间长短不一致，短时间者可能是出差路过家中；一般是休探亲假，15 天左右；长时间休假期的可达 1 个月以上。因此，要根据探亲夫妻的具体情况来选择合适的避孕方法。

(2)可供探亲夫妻选用的避孕方法：①探亲避孕药。上海探亲 1 号片，天津探亲避孕片，左旋 18-甲基炔诺酮探亲片，53 号探亲片等，这类探亲避孕药服用方便，不受月经周期的影响，随便哪一天都可以开始用，不干扰性生活，只要按规定服用，避孕效果好。②避孕套、避孕栓、避孕药膜或药片等外用避孕药或避孕工具，可以灵活应用。③如果探亲时间超过半个月，并且事先安排好探亲时间，可于当月的月经来潮第 5 天起服用短效口服避孕药。④宫内节育器也是可以考虑选用的避孕措施。

(3)探亲期间不宜采用的避孕方法：①自然避孕法，即所谓的"安全期避孕方法"，失败率高。②长效避孕方法，如长效避孕针剂，容易导致阴道不规则出血，影响夫妻性生活。③体外排精方法，因为在没有射精之前，已经有少数精子先期进入了女性生殖道中，容易产生失败。

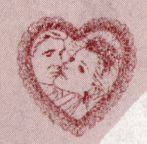

196. 已有一个子女的夫妇如何避孕？

要适应他们最长的避孕时期，一般需 25 年左右。选用避孕措施的原则应以长效、安全为主；为了避免失败，在知情选择的基础上综合使用各种避孕方法；鼓励男性主动参与避孕，夫妻交替使用或综合使用，不但可减少避孕失败，还可增加夫妻生活的情趣，增进感情。

这些夫妇的避孕方法可选择：活性宫内节育器、口服避孕药或避孕针剂、皮下埋植剂、阴道避孕环等。有条件的夫妻可使用自然避孕法。如学会观察排卵期的方法，在排卵期前后增加防线，用双保险、甚至三保险的方法，例如，阴茎套与外用避孕药同时使用，更有效的防止失败。

197. 已有两个子女的夫妇如何避孕？

根据国家计划生育政策的要求，一对夫妻一般只生育一个子女。但在农村中，如果只生育了一个女孩子，经过有关计划生育部门的审批后，可以间隔一段时间后再生育一个子女，一旦有了两个子女，不论子女的性别如何，都不能再生育了。对于已经有两个子女的夫妻如何选择避孕与节育方法呢？除了与有一个子女的夫妻选择避孕方法的原则相似外，更值得考虑的方法是绝育。

就绝育手术操作的简单性而言，男性绝育术——输精管结扎术比女性绝育术——输卵管绝育结扎术要简单许多。因此，医生常常建议采取男性绝育术为主。

198. 更年期妇女如何正确对待避孕？

妇女更年期（也称为围绝经期）是指月经完全停止前数月至绝经后若干月的一段时间，一般妇女从 45 岁开始，到 55 岁左右。由于妇女进入更年期后，月经发生不规律的变化，生育能力下降，性生活能力也呈下降趋势，因而一些更年期妇女对是否需要继续采取避孕措施产生怀疑，甚至干脆不再避孕，结果造成意外怀孕的被动局面。

从妇女的生理进程来看，更年期妇女的生殖功能是一个逐渐衰退的过程，在这个过程中，卵巢功能也是逐渐衰退的，而不是突然中止的。因此，卵巢活动的标志——月经的表现也是从规则到不规则，再到月经稀少，最后直至绝经。在这段漫长的时期内，卵巢的体积逐渐缩小，皮质变薄，表面变皱，随着皮质内的卵泡明显减少，排卵也相应减少，直到绝经期。

由此可知，虽然更年期妇女的月经不规则，经量也明显减少，但仍有不规则的排卵。而只要有成熟的卵子排出，就有怀孕的可能。因此，更年期夫妇应认真采取有效避孕措施，直至彻底绝经。

199. 更年期夫妻如何选择避孕方法？

（1）更年期妇女的生理特点

①更年期妇女的月经不规律，甚至发生紊乱，排卵没有规律性，时而有排卵，时而为无排卵性月经，但仍可能怀孕。

②更年期容易患病，如动脉硬化、心脏病、高血压病、高脂血症、糖尿病、骨质疏松症等。

③更年期雌激素水平低，阴道干燥。

④更年期夫妻对避孕重视不够，误认为月经稀发不会排卵，往

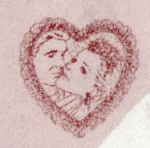

往过早停用避孕措施,所以导致意外妊娠的几率较高,只好被动采取人工流产术,对健康影响大,精神负担也较重。

(2)更年期夫妻可采用的避孕方法

①男用避孕套或女用避孕套。如果阴道干燥,可在避孕套上涂避孕药膏,既加强避孕效果又能起润滑阴道作用,用避孕套还可以延长性交时间、推迟射精。

②避孕栓、避孕药膜、避孕药片、阴道隔膜等外用避孕药。这类外用避孕药在体温条件下可以溶化,更年期使用可以避孕又能润滑阴道。但更年期阴道比较干燥,一定要等待避孕药物完全溶化再性交及排精液,确保避孕效果。

③宫内节育器。本来已经放入了宫内节育器者,在更年期出现月经紊乱时千万不要急于取出,待绝经半年到1年时取出最安全。更年期不要重新放置宫内节育器,因放置后早期出血可能掩盖了子宫疾病的及时发现,也因子宫逐渐萎缩会带来不利影响。

④男方采用体外排精法或会阴尿道压迫法避孕。

⑤有一种只含孕激素的小避孕丸,并不含有雌性激素,它的避孕效果虽然对于年轻女性来说比较差,可是,对于接近绝经期、月经量少、经期间隔较长的女性来说,却颇为有效。其中更有少数更年期女性在服用了这一类的避孕丸之后,减少了潮热的发生。因此,仅含孕激素的避孕药是可以选用的。

200. 更年期妇女不宜采用哪些避孕措施?

更年期妇女,由于本身生殖内分泌就发生了紊乱现象,所选择的避孕方法应以不干扰自身内分泌为原则。因此,不能用口服复方避孕药,也不能注射复方避孕针剂。因为高龄妇女服用后(或注射后)发生高血压、冠心病、血栓症的机会增多。此外,也不能放置

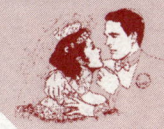

宫内节育器,因更年期妇女的宫颈较硬,甚至有萎缩现象,不易放入;而且节育器往往会引起月经过多,对已有月经紊乱的妇女会加重病情;也不宜采用安全期避孕法。

201. 围绝经期宫内节育器何时取出为好?

妇女"围绝经期"是 1994 年由世界卫生组织(WHO)提出来的一个概念,是指妇女从接近绝经出现与绝经有关的内分泌、生物学和临床特征起至绝经 1 年内的时期,与我国常称的"更年期"基本一致。

若是本来就采用宫内节育器避孕的妇女,进入了围绝经期后,何时取出宫内节育器,这是妇女十分关心的问题。因为女性从 40 岁开始出现围绝经期的症状,如月经不规律或有些紊乱现象,这表示卵巢的排卵功能已经不规律,但是偶然还可能有几次卵泡发育成熟、排卵,故仍有受孕的可能性。围绝经期仍需要采取避孕措施,宫内节育器还不能取出,以防万一。

进入绝经期后的半年至 1 年内将节育环取出比较合适。一般绝经后,再有卵泡发育的可能性极少。宫内节育器到绝经后,及时把它取出为好。如果任其留在子宫里,日久子宫颈与子宫体逐渐萎缩,宫腔变小、颈口变狭窄,将会增加取器的难度。

202. 患病夫妇的避孕原则是什么?

夫妇一方或双方都有病的避孕既要重视所患疾病的性质,又要重视全身健康状况,也要重视生殖系统的疾病,尤其是生殖道炎症,如遇此类情况应停止性生活。患慢性心、肝、肾疾病不能用避孕药及针剂;确属不能生育的病人,如心力衰竭、肾功能不全等病,

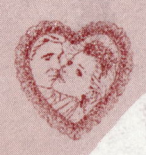

可以考虑绝育(当然是健康的一方做绝育术更合适),若不愿意做绝育术的夫妻,也可以考虑放置宫内节育器。

月经异常的妇女,如果是月经量过多、贫血者可用口服避孕药、长效避孕针、皮下埋植剂或含孕激素的宫内节育器,因为这类避孕措施中的孕激素有逐渐减少月经量的作用。月经量过少者放宫内节育器。痛经、子宫内膜异位症、子宫小肌瘤可用单纯孕激素的避孕药,如皮下埋植剂、阴道药环(如甲硅环),每3个月注射1次的甲孕酮针剂。慢性生殖道炎症可用避孕套或阴道杀精子剂,如避孕栓、膜、片等,在杀灭精子的同时也可杀灭病原体,对生殖道感染有一定辅助治疗作用,还可以防止新的生殖道感染。患甲状腺功能亢进、糖尿病、高血压、黄疸等病人不宜用避孕药,可以采取综合避孕方法,如安全期内用避孕药膜,危险期再加用避孕套。患痤疮、多毛、经前紧张症病人用口服避孕药可避孕并可以起治疗作用。对精液过敏的女性可选用阴茎套或阴道套。

总之,有病的夫妻不能生育是客观事实,但究竟如何避孕为好,必须经医务工作者与计划生育工作者共同研究后,选择既安全有效,又对病情无不良影响的避孕措施,最好是有一定治疗作用的避孕方法与药物,达到一举两得和两全齐美的目的。

203. 性功能不良者如何选择避孕方法?

性功能不良也称为性功能障碍,但性功能障碍并非突然发生的(外伤性者例外),俗话说"冰冻三尺,非一日之寒",性功能障碍往往是由性功能不良,未经合理治疗发展而来。男性一旦真正成为"性功能障碍者",恐怕就不需要考虑避孕了——无法完成性交过程。因此,性功能不良者的避孕值得特别注意,既要避孕,也不能影响,甚至加重性功能障碍。

对于阴茎勃起功能不良者,不能用阴茎套避孕,因为阴茎套要

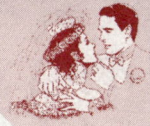

在阴茎完全勃起状态下才能正确使用。而患早泄者用阴茎套可改善性功能、延长性交时间,同时达到避孕效果。男子性功能障碍者不宜用阴道避孕栓剂、膜剂类的避孕药与工具,因用此类避孕法,需等待一定时间后方可性交,而真正的性功能不良者,其阴茎勃起功能可能持续时间很短,就自动消退了。女方患性功能不良或性功能障碍的情况比较少见,若遇此情况要因人因病而异,但避孕的原则与要求是不能忽视的,其避孕措施可以灵活掌握与应用。

204. 什么是育龄妇女的"安全期"?

育龄妇女的"安全期"是一个与避孕节育有关的专用名词和专业术语,是指有生育能力的妇女在月经周期中,未采取或不用采取任何避孕措施而过夫妻性生活后不会受孕的那段时期,医学家将这段不容易受孕的日子称为该妇女的"安全期"。而其他时期性交是容易受孕的时期,又称为"易受孕期"或"危险期",也叫做"非安全期"。因此,每个妇女的"安全期"是不一致的,甚至同一个妇女也因其月经周期的变化,她的安全期也是变化的。

205. 妇女"安全期"如何计算?

由于妇女的"安全期"是一个变化的非固定的时期,所以每个妇女的安全期都要根据自己的月经周期来准确地计算。

(1)如果妇女的月经周期很有规律,相隔 30 天一次月经的女性排卵日大约发生在下次预定月经前的 12～16 天之间(平均 14 天)。所以,下次预定来月经前的 11～19 天即为容易受孕时期,就是所谓的"危险期",也就是"易受孕期"。相对而言,月经干净日至周期的第 10 天,以及下次月经来潮之前的 10 天即为"安全期"。

(2)如果妇女的月经周期很规律,相隔 28 天一次月经的女性,

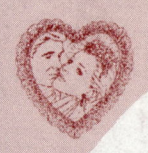

排卵日(下次来月经前的第 14 天为排卵日)的前 5 天与后 5 天为"易受孕期",其余时间为"安全期"。

(3)对于月经周期并非 28～30 天的女性来说,简单的计算方法是,最短周期天数减去 18 天即为"危险期"的第一天;而最长周期天数减去 11 天即为"危险期"的最后一天。举例来说,一个妇女其月经周期从 25～33 天不等,那么她的"易受孕期"从月经周期的第 7 天(25－18＝7)算起,直到第 22 天(33－11＝22)为止,这其中 16 天必须避免从事性行为,或是配合其他方法避孕。相对来说,月经周期的第 1～6 天与第 23～33 天的日子为"安全期"。

(4)基础体温测定法来确定妇女的安全期(见下面的介绍)。

(5)通过宫颈黏液分泌量与拉丝度的检测来确定安全期(这种检测方法需要经过专门训练)。

(6)通过测定血中某些激素水平的方法,如测定促卵泡生成激素(FSH)、促黄体生成激素(LH)或雌二醇(E_2),可以比较可靠的估计排卵的时间,但这在实际操作上是有一定困难的。

206. 什么是安全期避孕方法?

安全期避孕方法是避开妻子"易受孕期"(即排卵期,一般在月经周期的中期,或者说在下次月经来潮前 14 天左右)性交,采用这种使精子与卵子不能相遇、相结合的方法来达到避孕目的的方法称为"安全期避孕法"或"自然避孕法"。

对于一个月经周期为 28 天的妇女来说,排卵一般发生于周期的第 14 天左右,或者说排卵发生于下一次月经来临的前 14 天左右。在排卵日的前 3～5 天与排卵后的 3～5 天为易受孕期,不能在这个期间性交。其他时期就是"安全期",顾名思义,避开排卵期过性生活,就不会怀孕或减少怀孕的机会,称为安全期避孕方法。

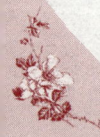

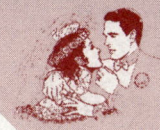

207. 妇女"基础体温"如何测定?

所谓基础体温是指人体经过 6～8 小时的充足睡眠后,醒来时不做任何活动,躺在床上测得口腔中的体温称为"基础体温"。

为使所测得的基础体温准确,必须做到:

(1)准备好专用体温表,并于前天晚上睡眠时将体温表的刻度调整到 35 度以下。

(2)清晨醒来不做任何活动,及时用口腔测定体温。

(3)准确读取体温表上的体温值,并及时记录下来。

(4)必须每天坚持,以一个完整月经周期为单位。

(5)有条件者将每个月经周期的体温,按日绘制成曲线图——基础体温曲线图。

(6)连续测定 3 个月经周期,具有比较大的参考价值。

其方法是以排卵日为准,月经周期的前半段为滤泡期,后半段为黄体期。在黄体期期间,因为受到黄体生成激素(黄体酮)的影响,排卵后基础体温会较滤泡期升高,一般比排卵前大约升高 $0.5℃～1℃$,这就是妇产科医生称为"双相基础体温曲线"(滤泡期相对较低,黄体期相对较高)。妇女就可以依据自己基础体温升高的情形来判断是否排卵及推算自己的安全期。因为此方法较困难,很少有人用此方法避孕。但此方法对诊治不孕症很有参考价值(图 14)。

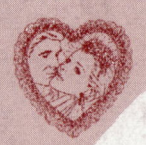
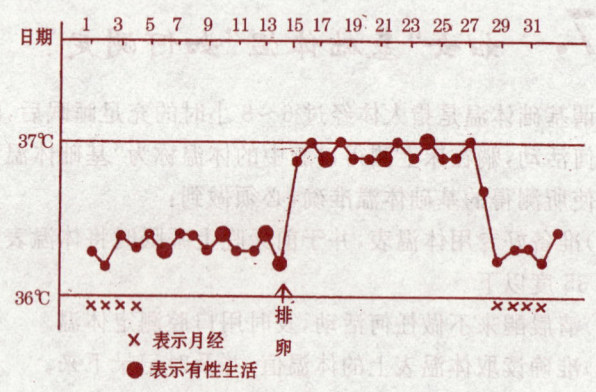

图14　基础体温双相曲线图示排卵日

208. 为什么说"安全期避孕"不安全?

"安全期"只是对月经周期相当规律、相当稳定的妇女而言。很多妇女的月经周期常常会因某些因素的影响而有变化,人们也很难比较准确地知道下次月经来潮的时间。即使某些生理表现,如宫颈黏液分泌量的多少或拉丝度的长短等,也常常是受很多因素的影响,而且评估也较困难或不准确,从而导致对于排卵时间的错误判断。例如,排卵期宫颈黏液会变得清亮、透明、拉丝度延长;排卵后的基础体温升高 $0.5℃\sim1.0℃$;排卵期可能会产生短时间的一侧下腹不适,排卵后至月经前乳房发胀等。然而,这些表现不是每个女性都有,也不一定总会出现;而且需要妇女对这些表现每日付出精力去注意观察,显然这是不实际的,所以利用安全期避孕时,其失败率是高的,妊娠率为 40/100 妇女/年。医生常会提醒,安全期不安全。

因此,目前认为,安全期避孕方法(也称自然避孕方法)在理论

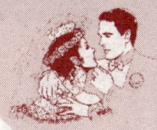

上是相当诱人的避孕好方法，推算安全期也并不太困难，但是这是实践证明避孕失败率相当高的避孕方法，也就是说是目前所采用的避孕方法中最不安全的方法。采用安全期避孕通常必须男女两个人共同努力，只要有其中一方疏忽或是不合作就很容易避孕失败。

209. 何谓紧急避孕补救措施？如何应用？

紧急避孕方法适用于同房时避孕方法失败，如避孕套破损、滑脱，以及体外排精失败、妇女受到意外伤害等情形。在性交后 3 天（72 小时）之内服用紧急避孕药，能有效地阻止意外妊娠，使妇女免受人工流产之苦。由于紧急避孕药物能从多个方面干扰精子与卵子的受精，又能影响受精卵的正常发育与成熟，并且使受精卵与子宫内膜发育不同步，还能改变子宫腔内微环境变化；若女性尚未排卵，紧急避孕药能够起到抑制和推迟排卵、阻止孕卵着床的作用。从而达到及时性避孕之目的。

1998 年，由国家计划生育委员会科研所、国家计划生育委员会药具服务中心与有关厂家联合开发推出的国内第一个紧急避孕专用药——左炔诺孕酮片（商品名毓婷），它只需要在避孕失败后和无保护性交后的 72 小时内服用 1 片，即可有效地防止非意愿妊娠的发生。

属于非处方药的紧急避孕药一般在药店都能买到，常见的有毓婷、慧婷等。此类药属激素类药物，多次服用会导致月经紊乱，对身体健康有一定影响，除了严格按照药品说明书服用外，使用时还要注意以下事项：

（1）只能偶尔使用，一般 1 个月内最多只能使用 1 次，而且不可以每个月都用。

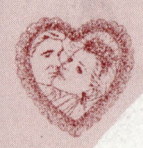

（2）72 小时内服用 1 片，隔 12 小时再服 1 片，总量为 2 片。服药时间越早效果越好。

（3）服药后 2 小时内发生呕吐的，必须立刻补服 1 片。

（4）服了紧急避孕药后，如果再发生性行为，必须采取避孕措施，否则仍有妊娠的可能。

（5）心血管病患者、糖尿病患者、乳腺癌患者、产后半年内的哺乳女性及已经确定为妊娠的妇女，严禁使用此药。

210. 紧急避孕方法的注意点是什么？

很多性伴侣经常会在无任何保护的情况下与另一方发生性关系，他们通常会在事后采取一些措施来避孕。但是，如果方法、措施不当仍有可能导致怀孕，下面的 7 项注意或许可以给你一些忠告：

（1）紧急避孕只是一种应急方式，并非一种常规避孕措施。应正确选择适合自己的避孕方法，而不应寄希望于经常使用紧急避孕药。

（2）紧急避孕要在医生指导下进行。紧急避孕药物应在性生活后 72 小时内服用，超过 72 小时失败率较高。

（3）紧急避孕的有效率明显低于常规避孕方法，而且由于用药剂量高（一次紧急避孕的药量一般相当于 8 天的常规短效口服避孕药量），不良反应也明显高于常规避孕药，如改变月经周期等。

（4）超量及频繁使用紧急避孕药可能会给身体带来损害。多次重复服用紧急避孕药，会导致月经紊乱、出血或点滴出血延长，给妇女生活、工作带来不便。

（5）药物紧急避孕只能对本次无保护的性生活起作用，本周期服药后性生活仍应采取其他可靠的避孕措施。如果不注意，用药的当月就可能怀孕。

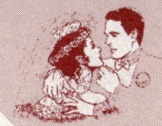

(6)一个月经周期中只能用紧急避孕药 1 次,使用第二次则会失效。

(7)紧急避孕失败而妊娠者,新生儿畸形发生率高,必须终止妊娠。

211. 探亲避孕药为什么也能作为避孕失败的补救措施?

探亲避孕药是为了适应分居两地的夫妇探亲时短期服用的一种避孕药物,其应用不受月经周期的限制。探亲避孕药主要含有大剂量孕激素成分,常用的制剂有:

(1)甲地孕酮片:于探亲当日中午(或性交前 8~10 小时)服 1 片,当晚加服 1 片,以后每晚服 1 片,直到探亲结束的次日再服 1 片。

(2)炔诺酮片:于探亲同房当晚开始,每晚服 1 片。若探亲超过半个月则于服完 14 片后接着服 1 号或 2 号口服避孕片。

(3)53 号探亲片:房事后立即或次晨口服 1 片,当晚再服 1 片,然后每日 1 片,连服 2 片,共服 4 片,以后每隔日服 1 片,服满 4 片,前后总计服药 8 片。

(4)复方 18-甲基炔诺酮:房事后立即在 72 小时内服 4 片,12 小时后再用相同剂量服 1 次。

(5)乙底酚(乙烯雌酚):房事后立即在 72 小时 1 次内服 25 毫克,每日 2 次,连服 5 日。

此类探亲避孕药在排卵前服用具有抑制排卵的作用;在排卵后服用具有阻止受精及干扰受精卵着床的作用,从而达到避孕目的。服药后部分妇女有类早孕反应,一般较轻。

探亲避孕药因其应用不受月经周期的限制,故适合于探亲期间使用,基于同一原理,所以探亲避孕药也可以暂时作为避孕失败

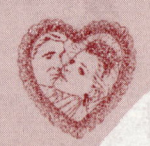

的补救方法之一,只在无其他更好措施时采用。

212. 为什么宫内节育器也能作为避孕失败后的补救措施?

宫内节育器的避孕机制是以局部(子宫腔)作用为主的避孕工具,尤其是活性宫内节育器,除了局部机械避孕作用外,还释放活性物质,如铜离子等,其避孕效果更可靠。由于避孕措施失败后,受精卵尚未形成,即使受精卵形成了,也不能在子宫腔内着床与正常发育。因此,宫内节育器可以作为避孕失败后的抗生育措施,例如带铜宫内节育器。在无保护性生活或已知避孕措施失败后5天内放入带铜宫内节育器,是一种高效的紧急避孕方法,妊娠率小于1%,尤其适用于希望长期避孕又符合放置宫内节育器条件的妇女。放置方法同常规放置方法,但时间不限于月经后7天内。

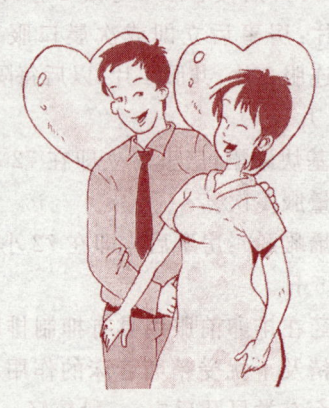

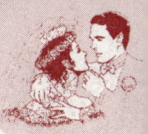

八、避孕失败终止妊娠的方法

213. 什么是"催经止孕"方法？如何应用？

"催经止孕"是妇产科医生对于停经女性采取的一种治疗措施，以使停经妇女的月经能来潮；对于早期妊娠妇女（不希望继续妊娠者）又能达到阻止妊娠、排出早期胚胎的目的，这种一举两得的治疗方法称为"催经止孕"方法。

临床上常用米非司酮合用前列腺素来作为催经止孕药物。要求停经时间不超过本人最短月经周期天数的 2～5 天。（如果最短月经周期是 28 天，再加 2～5 天为 30～33 天）。"催经止孕"方法必须由医生检查是否适用，并在医生观察下使用。

214. 避孕失败后如何终止早孕？

对于避孕失败妇女，由于未能及时采取上述各项措施紧急补救，导致了不可避免的妊娠发生，并且经检查确诊早期妊娠了。目前，对终止早期妊娠可以采取两种方法：

（1）确诊早期妊娠，并且决心将胚胎除掉者，若停经 49 天以内、40 岁以下的健康妇女可进行"药物流产"方法，即用米非司酮与前列腺素联合用药，但需要妇产科医生的指导与监察下用药，才能确保安全。

（2）超过了 49 天的早孕者，或者无法获得米非司酮与前列腺素进行药物流产者，其妊娠在 90 天以内，也可用人工流产术——

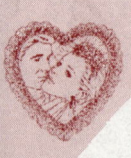

胚胎吸取术。这种手术很简单,但必须到有资质的医疗机构进行,才能保证流产完全与孕妇健康。

做人工流产手术,一般不需住院,术后休息1~2小时即可回家。

215. 吸宫流产术有哪些适应证和禁忌证?

(1)适应证:吸宫流产术是人工流产的方法之一,就是用负压装置将小月份的胚胎组织吸出体外,达到控制生育的目的,所以吸宫流产术有其适应证,包括:

①妊娠时间在10周以内,主动要求终止妊娠,无禁忌证者。

②因某种疾病不宜继续妊娠,孕期在10周以内者。

(2)禁忌证

①孕妇正处于各种疾病的急性阶段。

②生殖器炎症,如阴道炎、急性或亚急性宫颈炎、盆腔炎等,经治疗后再手术。

③全身情况不良,不能胜任吸宫手术者,经治疗好转后,可考虑住院手术。

④手术前两次体温在37.5℃以上者暂缓手术。

216. 吸宫流产手术前要做哪些准备?

吸宫流产手术前准备包括:

(1)解除思想顾虑,进行避孕宣传与教育。

(2)详细询问病史及避孕史,特别注意既往人工流产史、剖宫产史,本次妊娠是否在哺乳期等。

(3)检查心、肺,测量血压、体温。必要时做相应的辅助检查。

(4)做妇科检查,肯定诊断及子宫体积大小。

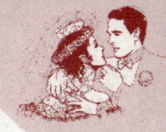

（5）必要时做尿妊娠试验。

（6）对阴道感染可疑者，应做阴道分泌物的滴虫、真菌等检查，如有阳性发现，应治愈后再行手术。

（7）临手术吸宫前排空膀胱。

（8）认真消毒外阴及阴道，消毒方法和顺序同放置宫内节育器术前准备常规相同。

217.　吸宫流产手术的大致步骤如何？

吸宫流产手术是计划生育四大手术之一，因此，要认真对待，手术要严格按《节育手术常规》要求操作，具体步骤如下。

（1）一般操作

①术者应穿清洁工作衣，戴帽子、口罩，洗手并戴无菌手套。

②受术者取刮宫位（膀胱截石位）。

③外阴盖以无菌孔巾。

④详细复查子宫位置、大小及附件。

⑤用窥阴器扩开阴道，拭净阴道内积液，暴露出子宫颈，宫颈及颈管用 2.5％碘酒及 75％酒精，或 1‰新洁尔灭消毒后，用宫颈钳钳夹宫颈前唇或后唇。

⑥用探针依子宫方向探测宫腔深度。

⑦用宫颈扩张器以执笔式逐号轻轻扩张子宫颈口（扩大程度比所用吸管大半号到 1 号）。

⑧吸管及负压的选择。根据妊娠天数及子宫颈口大小，选择适当号的吸管，负压一般在 400～500 毫米汞柱左右。

（2）吸引操作

①将吸管与术前准备好的负压装置连接。

②依子宫方向将吸管徐徐送入宫腔，达宫底部后，退出少许，寻找胚胎着床处。

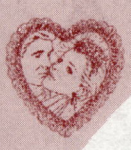

③松开负压瓶装置上的夹子,感觉有负压后,将吸管顺时钟或逆时钟方向旋转,上下移动,待感到有物流向吸管,同时有子宫收缩和宫壁粗糙感时,可折叠捏住皮管,取出吸管(注意不要带负压进出子宫颈管),再降低负压到100~200毫米汞柱,继续以吸管按上述方法在宫腔内吸引1~2圈后,取出吸管,测量宫腔深度。

④抽出吸管时,如胚胎组织卡在吸管头部或管腔中时,需开动机器,将组织吸到瓶中再关机器。如组织卡在子宫口,可用卵圆钳将组织取出。

必要时可用小刮匙轻轻刮子宫底及两角部,检查是否已吸干净。如需放置宫内节育器者,可按常规操作。

(3)术毕处理

①用纱布拭净阴道,除去宫颈钳,取出窥阴器,手术完毕。

②将吸出物过滤,检查胚胎及绒毛是否完全。分别测量血及组织物的容量,如发现异常情况(无绒毛等),应送病理检查。

③填写手术记录。

218. 吸宫流产手术后有哪些注意事项?

吸宫流产手术后的注意事项包括:

(1)在观察室休息2小时左右,注意阴道出血或其他情况,无异常方可离去。

(2)两周内或血未净前禁止盆浴。

(3)1个月内禁止性交。

(4)指导避孕方法。如无禁忌证时,可同时放置宫内节育器。

(5)如有异常情况,随时就诊处理。1个月后应随诊1次。

219. 钳刮流产术有哪些适应证和禁忌证？

钳刮流产手术是指孕妇的孕期超过了 10 周,但小于 14 孕周而需要做人工流产者,钳刮术应在有住院条件的医疗机构或计划生育服务机构进行。

（1）适应证

①妊娠在 10～14 周以内要求终止妊娠而无禁忌症者。

②因某种疾病不宜继续妊娠,其孕期在 10～14 孕周者。

③其他方法流产失败者。

（2）禁忌证

①孕妇正处于各种疾病的急性阶段。

②生殖器炎症,如阴道炎、急性或亚急性宫颈炎、盆腔炎等,经治疗后再手术。

③全身情况不良,不能胜任吸宫手术者,经治疗好转后,可考虑住院手术。

④手术前两次体温在 37.5℃以上者暂缓手术。

220. 钳刮流产手术的术前准备有哪些？

（1）钳刮流产手术前的准备除与吸引术相同外,须做血常规和出、凝血时间的测定等。妊娠 12 周以上应住院手术（住院时间视受术者的情况决定）。

（2）术前子宫颈准备：必要时,术前 12 小时用 18 号无菌导尿管一根放入宫腔内 1/2 以上,留下部分用呋喃西林纱布卷住,放于后穹隆。在手术前消毒外阴、阴道时取出导尿管。

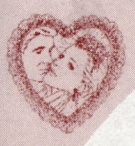

221. 钳刮流产手术应注意些什么？

（1）钳刮流产手术时注意事项

①凡进入宫腔的任何器械，严禁碰触阴道壁，以防感染。

②胎儿骨骼通过颈管时不宜用暴力，钳出时以胎体纵轴为宜，以免损伤颈管组织。

③出血较多时，可于宫颈旁再注射缩宫素 10 单位。

④警惕羊水栓塞。

（2）钳刮流产手术后的注意事项

①在观察室休息 2 小时左右，注意阴道出血或其他情况，无异常方可离去。

②两周内或血未净前禁止盆浴。

③1 个月内禁止性交。

④指导避孕方法。如无禁忌证时，可同时放置宫内节育器。

⑤如有异常情况，随时就诊处理。1 个月后应随诊 1 次。

222. 在什么情况下做引产术？

如果避孕失败后，已经妊娠了自己尚不知道，错过了早孕期，妊娠时间超过了 3 个月，妊娠在 27 周以内者。这种情况下，既失去了药物流产的机会，也失去了人工流产的机会，因为胎儿比较大，人工流产时手术有困难，还会给孕妇带来危险性，只好进行中期妊娠引产术处理掉胎儿。

中期妊娠引产必须在有条件的医院进行。根据孕妇的身体情况及胎儿大小等因素，经妇产科医生研究分析后，采取相应的引产措施，如子宫内注射药物，引起子宫收缩，使产门开放逼出胎儿；或者用其他引产措施妥善处理掉胎儿，保证孕妇安全与健康。中期妊娠引产一律住院施行。

目前,中期妊娠引产方法常用的是羊膜腔内注射利凡诺或水囊引产方法,至于用药量或水囊注水量,应根据孕妇妊娠时间长短而定。

223. 中期妊娠引产术有哪些适应证与禁忌证?

(1)适应证

①凡妊娠在 14～27 周要求终止妊娠者。

②因某种疾病不宜继续妊娠者。

(2)禁忌证

①心、肝、肾、肺疾病在活动期或功能明显障碍者。

②各种疾病的急性阶段。

③子宫体上有手术瘢痕、宫颈有陈旧性裂伤及子宫发育不良者须慎用。

④有急性生殖道炎症或穿刺部位皮肤有感染者。

⑤术前 24 小时内两次体温在 37.5℃以上者。

224. 中期妊娠引产术前要做何准备?

任何手术,无论大手术或小手术,都是直接关系到病人生命安全的大事情,计划生育手术更是重要。因此,认真细致地做好术前准备工作是保证手术成功的基础与必备条件。

(1)中期妊娠引产术必须住院进行。

(2)详细询问病史,尤其是妊娠史、生产史、有无剖宫产情况等。同时,对受术者做好耐心细致的思想工作,尽量使其消除思想顾虑,与医生很好地配合与合作,也是手术成功的关键之一。

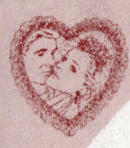

（3）测血压、体温、脉搏，进行全身及妇科检查，注意有无盆腔肿瘤、产道瘢痕及畸形等。

（4）做血、尿常规检查及出、凝血时间的测定。

（5）引产所使用的器械及敷料必须经高压灭菌。

（6）清洗腹部及会阴部皮肤。

（7）有条件的单位做胎盘定位，如B超检查可以确定胎盘附着部位。

225. 中期妊娠引产术应注意些什么？

中期妊娠引产手术时医务人员必须严格观察引产的进程与受术者的各种反应与变化；受术者本人也应及时性反映各种异常情况，供医生参考与做相应的处理。

（1）术中注意事项

①严格遵守无菌操作规程，放水囊时绝对避免碰触阴道壁，以防感染。

②加用缩宫素静脉滴注时，必须严密观察宫缩和监护孕妇状态，以防子宫破裂。

③对宫缩过强者应做肛检，如宫口未开，则应调整缩宫素用量，以防发生意外。

④注意孕妇的反应与血压等指标的监测。

（2）术后注意事项

①受术者必须住院观察，医务人员应严密观察有无不良反应、体温、宫缩等情况。

②如一次注药引产失败（如羊膜腔内注射药物引产方法），需做第二次羊膜腔注射引产时，则至少应在第一次注药后72小时方可再用药，用药剂量仍为50～100毫克。如两次引产均失败者，应采取其他方法终止妊娠。

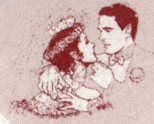

③自出现规律宫缩后,应严密监护孕妇状态。胎儿娩出前应将孕妇送入产房待产,外阴部应用 1‰新洁尔灭溶液消毒,臀部铺上无菌巾。

④胎儿娩出后,如出血不多,可在严密观察下,等待胎盘自行娩出。如半小时胎盘尚未娩出,而出血不多,应肌内注射缩宫素 10 单位或麦角新碱 0.2 毫克。如仍不娩出或流血增多,应立即进行钳刮术。

⑤胎盘娩出后仔细查看是否完整,如怀疑有残留,或经肉眼检查完整,但阴道有活动性出血时,亦立即进行清理宫腔术。

⑥流产后常规检查子宫颈、阴道有无裂伤,如发现软产道裂伤,及时缝合。

⑦详细填好引产记录。

⑧引产后根据情况酌用抗炎药及宫缩药。

⑨受术者注意事项,同钳刮流产手术。

⑩对受术者在出院时做好避孕指导,1 个月后随访。

226. 简易节育手术室的基本要求是什么?

计划生育手术,在医学范畴内属小手术,但这类手术是在健康人身上施行的,其目的不是治病,而是为了节制生育。因此,与任何治疗性手术相比较,计划生育的任何手术都要当成大手术来对待,并且要做到万无一失。因为任何一个计划生育手术的失败,都是关系到健康人的身体健康与家庭幸福,也关系到国家计划生育政策的执行是否能顺利进行的大事情。由于许多计划生育手术是在农村当地实施的,所以对农村基层简易节育手术室的基本要求不能放松,必须坚持标准。

(1)手术室的位置要远离厕所、牲畜棚、污水沟、垃圾堆;房屋

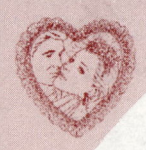

大小适中、空气流通、光线充足、地面平硬不起尘土、有天花板(无天花板的房子上空要悬挂一张塑料薄膜或布罩防尘)。要求门安布帘,窗加窗纱。注意保持室内环境安静、清洁、冬暖夏凉。

(2)手术室内除手术必需品(如器械、布类等)和急救药品器材外,不宜存放其他物品;各种消毒物品、器械摆放有序,注明包、盒、瓶内容物的名称和消毒日期;保持室内整齐清洁。

(3)手术室要按时进行地面和空气消毒。可根据具体条件任选以下一种方法:①40％甲醛溶液(福尔马林)密封熏蒸法。②紫外线灯照射法。③1‰新洁尔灭喷雾法。

(4)手术室入口处,要设有缓冲间作更衣、换鞋及做敷料、器械准备场所。

(5)手术期间,禁止非手术人员进入手术室。

(6)手术室要由专职人员管理。

227. 各种节育手术后假期如何安排?

根据国家对计划生育工作的政策与管理办法,不同的节育手术,有不同的带薪休假日期。同时各地方政府为了鼓励本地区及本单位员工做好计划生育工作,在休假方面给予了适当的照顾与安排。因此,全国各地对计划生育的休假日期长短可能不尽一致,这是正常情况。现将《节育手术常规》中建议的相关节育手术给予的最低休假时间摘录如下。

各种节育手术后假期的建议:

(1)放置宫内节育器:自手术日起休息2天,重体力劳动者,在术后1周内不做重劳动。

(2)取宫内节育器:当日休息1天(包括有尾丝节育器)。

(3)输精管结扎:休息7天。

(4)单纯输卵管结扎:休息21天。

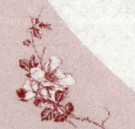

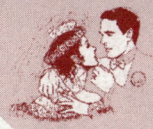

(5)人工流产:休息 14 天。

①人工流产同时放置宫内节育器者:休息 16 天。

②人工流产同时结扎输卵管者:休息 1 个月。

(6)中期终止妊娠:休息 1 个月;中期终止妊娠同时结扎输卵管者休息 40 天。

(7)产后结扎输卵管:按产假另加 14 天。

说明:上述规定,如遇特殊情况,由医师决定。各地与各单位执行是以本地区相关规定为准较为合适。

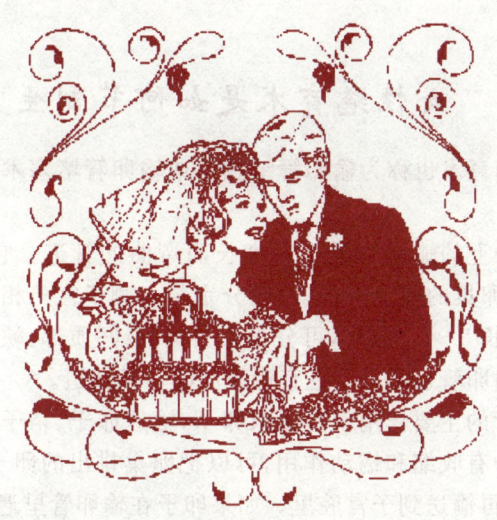

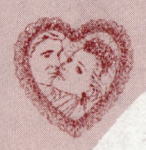
九、女性绝育方法

228. 什么是女性绝育术？

女性绝育术是指采用科学方法与措施，在女性体内阻断精子与卵子相遇与受精的方法，从而达到节制生育的目的。由于这种节制生育方法会使妇女今后无生育能力或断绝了生育能力，所以称为"绝育术"，也被认为是计划生育措施中的"一劳永逸"的节育方法与措施。

229. 女性绝育术是如何节制生育的？

女性绝育术也称为输卵管结扎术或输卵管堵塞术，是永久性节育措施。

妇女身上的输卵管是 1 对细长而弯曲的管道。它位于盆腔中，紧贴在卵巢的前上方，其近端分别与一侧子宫角相通，远端开口于盆腔，长 8～14 厘米，可分为 4 个部分：间质部、峡部、壶腹部和伞部。输卵管也是从阴道直通腹腔的一条通道。

输卵管的主要作用就是吸取卵子，输送卵子、精子和受精卵。输卵管本身有收缩和蠕动作用，可以把卵巢排出的卵子经伞部吸入到管内，再输送到子宫腔里。如果卵子在输卵管里遇到精子，两者结合在一起（受精成功），卵子就变成了受精卵。输卵管借助于本身平滑肌收缩和蠕动的作用，以及黏膜层中的纤毛摆动，可以使受精卵从输卵管向子宫方向移动，并送到子宫腔里，以后受精卵就在子宫腔里发育成胎儿。

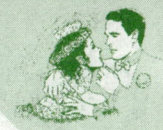

如果采取科学方法对输卵管进行人为的切断、结扎、电凝、环夹等手术，或不做手术而采用药物进行输卵管堵塞、粘堵或栓堵，就能使输卵管管道不通畅，卵子和精子被阻塞在"阻断部位"的两侧，永远不能相遇而达到永久不再生育的目的，这就是女性绝育术的原理。其中以输卵管结扎术使用最为广泛。据统计，全国育龄夫妇施行绝育术者占 37.5％，而其中 2/3 以上为女性。

230. 女性绝育术有哪些方法？

女性绝育术的方法不外乎手术和非手术两种。

（1）手术绝育方法：是采取人工手术方法阻断输卵管腔的通畅度，达到隔离卵子与精子相遇的作用，从而起到节制生育（绝育）的目的。如输卵管单纯结扎、结扎加切断、抽心包埋、电凝输卵管、在输卵管上套环或上银夹或上弹簧夹等。目前，我国所做的女性绝育术大多数采取的是输卵管结扎术。

（2）非手术绝育方法：就是不做切口，通过阴道、宫颈、子宫腔进入输卵管操作——阻断输卵管腔的方法。如用硝酸银腐蚀、电灼或冷冻等方法损伤输卵管向子宫腔的开口，造成人为的阻塞作用。又如用宫腔镜将输卵管硅橡胶塞塞住输卵管在宫腔内的开口。还可采用通过子宫腔角部向输卵管内注药，或用塑料管直接插入输卵管开口内定量注药等方法，造成输卵管管腔永久性或不可逆性堵塞。

231. 输卵管结扎术有哪些适应证和禁忌证？

（1）输卵管结扎术的适应证

①已婚育龄妇女，为实行计划生育，经夫妇双方同意，要求做

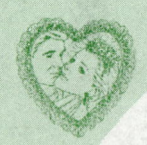

输卵管结扎手术而无禁忌证者。

②育龄妇女因某种疾病而不能承受妊娠与生育者,如心脏病、肾脏病、严重遗传病等不宜再妊娠者。

(2)输卵管结扎术的禁忌证

①受术者目前有感染情况,如腹部皮肤感染、产时产后感染、盆腔炎等。

②全身情况虚弱,不能耐受手术者,如产后出血、休克,心力衰竭和其他疾患的急性阶段。

③24 小时内测量体温 2 次在 37.5℃以上者,暂缓做。

④有神经官能症较严重者暂缓做。

232. 输卵管结扎术术前要做哪些准备?

输卵管结扎术的成败,与术前对受术对象所做准备是否充分有相当大的关系。因此,尽量做好术前各项准备工作是十分必要和重要的。

(1)做好受术者的思想工作,使受术者消除顾虑。

(2)详细询问病史,做体格检查,包括妇科检查。化验血常规及出凝血时间。必要时做胸透及其他检查。

(3)做普鲁卡因试验,以防局麻时发生药物过敏反应。

(4)临手术前要受术者排空膀胱,注意有无残余尿。

(5)必要时术前 30 分钟~1 小时给予镇静药。

(6)腹部皮肤剃毛,以肥皂水擦洗,再以清水洗净,脐轮处用乙醚及 75％酒精棉签擦净。

(7)受术者取平卧位,或头低臀高位。

(8)用 2.5％碘酒及 75％酒精或其他消毒液消毒皮肤。

(9)用无菌巾遮盖腹部,露出手术野,并罩以无菌大单。严格执行无菌操作与保护性医疗制度。

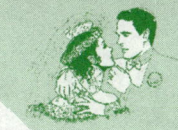
233. 输卵管结扎术可采取哪些麻醉方法？

输卵管结扎术虽然是小手术，但是它是计划生育的四大手术中的"大手术"。任何计划生育手术，无论大小如何，也无论其繁杂程度如何，因为是在健康人身上进行的手术，而且是选择性手术，只能做好，绝对不能产生负面影响，因此选择好麻醉方法是手术成功的关键之一。麻醉方法的选择，主要根据受术者的耐受能力与手术者对手术与麻醉的要求来选择，原则是确保手术安全、顺利。

（1）局麻：手术的切口部位注射 0.5%～1% 普鲁卡因做局部浸润麻醉。

（2）针麻：有体针、面针、耳针、水针。根据各地经验选用相应穴位。麻醉效果不满意者，可改用局麻。

（3）如遇有特殊情况，可酌选其他麻醉方法。

234. 女性绝育手术如何施行？

（1）手术时机：可分为非妊娠期、人工流产术后、中期妊娠引产后、足月产后，小型剖宫术或剖宫产术的同时进行输卵管结扎术。

（2）手术途径：可分为经腹式，有直切口或横切口；经阴道式，可分为阴道前穹隆或后穹隆切开术；经腹股沟式；经腹腔镜式等。但目前以经腹式占绝大多数，此外为腹腔镜式，其他两种方法基本淘汰。提取输卵管的方法有指板法、卵圆钳法、用钩法及指夹法等，视术者对何种方式熟练为主。

（3）对输卵管结扎及处理方法：有输卵管单纯结扎、结扎加切断、抽心包埋、电凝输卵管、在输卵管上套环或上银夹或上弹簧夹等不同的方式与方法。目前以抽心包埋方法比较常用。

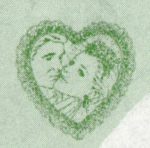

235. 输卵管结扎术时注意些什么？

输卵管结扎术手术时的注意事项包括：

（1）整个手术操作过程，必须严格注意无菌操作，以防感染。

（2）注意使用适当的器械。操作要稳、准、轻、细，防止损伤输卵管系膜、血管、肠管、膀胱或其他脏器。

（3）手术时思想应高度集中，不要盲目追求小切口、一刀切、快速度，并应避免因言语不当对受术者引起不良刺激。

（4）寻找输卵管必须追索到伞端，以免误扎。结扎线松紧适宜，避免造成输卵管瘘或滑脱。

（5）关闭腹腔前应该核对器械、纱布数目，严防异物遗留腹腔。

（6）结扎输卵管手术与阑尾切除手术不宜同时进行。因为前者是无菌手术；后者是感染性手术。

（7）认真填写手术记录。

236. 女性绝育者应消除哪些思想顾虑？

对已有两个子女的家庭来说，采取绝育措施（不论是女方绝育或是男方绝育）是值得推荐的生育节制方法，也是一种"一劳永逸"的计划生育措施，对家庭与社会都是十分有益的。但有少数夫妻对绝育术或多或少的存在一些这样或那样的思想顾虑。其实，只要你了解了绝育术的相关知识就会很自然地消除不必要的顾虑了。下面是常见的顾虑：

（1）对劳动能力的忧虑：此种心理状态最为多见，占 90％。手术后劳动能力是否会受到影响。农民体力劳动强度大，而且她们正处于创业时期，十分担心术后劳动能力受到影响。由于输卵管绝育术只是在下腹部做一个极小的切口，通过这个小切口结扎双

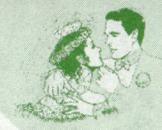

侧输卵管。所以,对人体健康及劳动力没有不利影响。

(2)术后性生活是否会受到影响:由于农村文化素质相对来说比较低,避孕节育知识尚未完全普及,许多受术者误认为绝育术后性功能自然丧失,心理负担很重。这是完全没有必要的顾虑,因为绝育术只阻断输卵管腔输送卵子与精子的功能。女性绝育术是结扎输卵管以阻断卵子的通路,它既不涉及性腺,也不干扰性激素的分泌。因此,绝育术本身是不可能影响妇女性欲的。不对其他功能产生不利影响,更不影响性功能的正常生理状态。有学者认为,由于做了绝育手术的妇女,不担心再次怀孕,因此性生活时更放松,性生活更和谐。

(3)受传宗接代思想的压抑:有学者调查了1 200例受术者中,有643例为只有两个女孩子的家庭做绝育术者,其中420例有不同程度地存在这种思想:认为没有生一个男孩,深为失望,总觉得上对不起祖宗,下对不起后人,表现得忧心忡忡。其实,这种忧虑是完全不必要的,因为男孩子、女孩子都是平等的。对于城市来说,目前仍然执行一对夫妻只允许生育一个孩子的政策,每个家庭都感觉很幸福。

237. 绝育受术者的哪些想法是合理的?

当受术者决定行输卵管结扎术后,其心理状态即会出现某种变化,心理需求也会随之而改变,主要表现以下几种心理需求。①希望被医务人员及其他计划生育工作人员尊重,重视。②希望获得更多的信息,以便了解自己所施行手术的有关知识及预后。③希望获得对所施手术明确的安全保证,盼望术后各种生理功能不受影响。④超生后的受术者希望术后能取消或减轻对其采取的各种行政和经济的处理措施。从人文关怀的角度,以上想法都是正常的,也是应该得到关心、爱护、满足的。

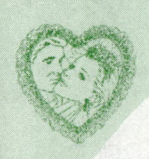

238. 为什么说绝育术后心理安抚很重要？

对接受绝育手术后的对象进行必要的心理安抚是很重要的。因为受术者在手术前存在各种不良心理因素作用，心理压力大，加之心理特征方面的偏移，术后可能产生一些异常的心理反应，如绝育术后因不能再生育而引起的心理上的缺失感或不完整感，以及对手术后工作、生活、劳动方面的担扰等。对此，政府部门及医疗卫生部门的工作人员都要及时对受术者进行心理抚慰，讲解绝育术后对夫妇双方的益处和对社会的贡献，并介绍术后注意事项。对受术者术后复诊时，仔细检查，必要时予以妥善处理，使受术者有安全感和可信赖感。放下一切不必要的思想包袱与精神负担。

有学者通过对曾接受过心理疏导措施的1200例女性绝育术受术者调查研究后认为，心理疏导措施能使受术者尽快恢复身体与心理健康，1200例女性绝育术受术者皆恢复良好，无一例身心性疾病发生。尤其是医务人员对接受绝育手术者进行耐心的心理抚慰工作与思想工作，使受绝育手术者端正对绝育的态度，消除绝育术后的紧张情绪，促使他们与医务人员密切合作。这对于提高绝育术效果十分重要。

239. 什么是女性可逆性绝育方法？

女性绝育术根据其手术方法与在今后是否可以将此类手术松解开来以恢复生育能力，可以分为可逆性绝育术与不可逆性绝育术两大类型。有可逆希望的女性绝育术包括：①各种输卵管上夹子。必要时可以通过相似手术方法将夹在输卵管上的夹子取下来，恢复输卵管的通畅。②输卵管栓堵术。必要时可以将栓塞输卵管腔的栓子取出来，使输卵管腔恢复功能。③卵巢移位术及包

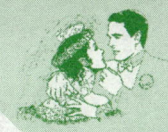

埋术。必要时可以用同样手术方法解除对卵巢的包埋或将已经移位的卵巢恢复原来的位置发挥原有的功能。④输卵管埋藏于腹膜外术。必要时可以将被移位于腹膜外的输卵管再移位回到盆腔内来。⑤输卵管伞端包埋术。必要时可以将被包埋的输卵管伞端解脱出来。⑥输卵管埋线加银夹阻断术。必要时可以将夹在输卵管上的银夹取下来，若埋植的线是可吸收性物质，则不必取了，若是非吸收性线则同时将所埋线取出来，达到恢复输卵管功能的目的。

240. 什么是女性不可逆性绝育方法？

不可逆的女性绝育术是指所采用的绝育手术其本身并无相应的松解方法来补救的绝育手术方法。包括以下几种手术方法。

(1)各种输卵管结扎术：因为手术者为了确保绝育术的效果，往往行输卵管结扎与剪去一小段输卵管相结合，所以几乎是不具备可逆性的。

(2)输卵管粘堵术：由于注射进入输卵管腔中的粘堵药物量较多，随着药物的流动性，有相当长的一段输卵管腔被粘堵药物所占住，并被完全堵塞了。

(3)腹腔镜下输卵管电凝术：电凝术本身是一种损伤性甚至是破坏性手术，对输卵管正常组织结构产生不可逆性损伤，所以术后一般无法恢复。

目前，对进行过不可逆性绝育方法的妇女，若子女发生了意外死亡而决心要生育者，也可以进行相应的手术——输卵管再通术——将原来所结扎处输卵管部分切除，将两个断端输卵管吻合起来，即"输卵管吻合术"。

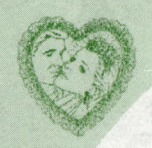
241. 女性绝育术的近期并发症有哪些？如何预防和治疗？

近期并发症有时也称为"术时并发症"，系手术过程中所发生的并发症，包括损伤、出血、感染及异物残留于腹腔内等，应该是可以避免的。

（1）膀胱损伤：极少见的并发症，偶发生于经阴道输卵管绝育术，行前穹隆切口操作的情况下，所以此种手术方式基本不再采用了。经腹腔输卵管绝育术几乎不会发生此类并发症。预防方法是一定要受术者在术前排空膀胱尿液，确保术中安全。

（2）肠管损伤：极为罕见，预防方法是在寻找并切开腹膜时，要严密注意腹膜下的肠管可能附在腹膜下，切切不可误伤肠管。在做腹腔镜电灼输卵管绝育时，更要警惕避免灼伤小肠，否则会引起小肠坏死。预防方法是必须创造良好的气腹条件，使受术者取头低仰卧位，可使肠管向上腹腔移动，手术范围清楚，避免误伤肠管。

（3）输卵管系膜血肿：手术时尽可能不损伤输卵管系膜血管，若有血管损伤必须认真仔细地结扎止血。若发生了系膜血肿，对小血肿可做血肿下贯穿缝扎；对大的血肿应切开系膜，取出血块，再结扎血管或缝合止血。总之，对于血肿最重要的是预防，手术操作要稳、准、轻。

（4）切口感染：患者有持续地发热不退伴局部明显压痛、反跳痛，应及时应用抗生素控制感染。预防措施是严格无菌操作，严格把关，尽最大的努力避免发生感染。

（5）异物遗留腹腔中：严格讲这是手术者们粗心大意的"责任事故"。这种并发症是完全不应该发生的，只要参加手术者都有责任感就完全可以避免这类情况发生。一旦发生了，必须立即打开腹腔取出异物，越早越好。

242. 女性绝育术的远期并发症有哪些？如何预防和治疗？

女性绝育术的远期并发症较为少见，偶见慢性盆腔炎、肠粘连、月经异常、盆腔淤血症、宫外孕、切口后遗症等。

(1)慢性盆腔炎：由于受术者术前有慢性盆腔炎，或术后急性感染治疗不彻底所致。在术后 3 个月内症状可持续存在或反复发作。妇科检查有阳性体征，如附件增厚，有包块及压痛。预防方法为术前严格掌握手术禁忌证，有生殖道炎症者应先积极治愈后再行绝育手术；术时严格执行无菌操作，动作轻柔，避免组织损伤；术后出现急性感染时积极彻底治疗。已出现慢性炎症一般以综合治疗为主。

(2)肠粘连和大网膜粘连：指术时腹腔内无炎性粘连，以后又未施行其他手术，而在绝育术后出现一系列不全性肠梗阻或完全性肠梗阻症状，经腹部 X 线检查或手术所见证实者。此并发症极少发生。预防方法主要是要求输卵管结扎手术操作时应稳、准、轻，切忌反复钳夹肠管及大网膜；如术中误伤肠管应及时修补；术后鼓励受术者早日起床活动。治疗以对症治疗为主，轻者用理疗、中药；重度肠梗阻者应手术解除粘连；对大网膜粘连者可做大网膜切除术。

(3)盆腔静脉淤血症：指术中未发现盆腔异常，而在术后发生的盆腔静脉淤血。产生的原因：术后盆腔慢性炎症、粘连，导致盆腔静脉回流障碍、淤血、曲张；输卵管结扎时折叠或切除过多，引起局部瘢痕或粘连，以致输卵管系膜静脉回流障碍。严重者静脉怒张成团或呈瘤状，并伴有淋巴管回流障碍及淤积怒张。典型症状为下腹部痛、腰痛、性交痛、月经白带增多及自主神经功能紊乱等。临床上确诊此并发症较为困难。通过详细病史询问、妇科检查，配

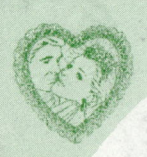

合腹腔镜、盆腔静脉造影、B超等辅助检查方可证实。发病时间较短或症状较轻者,可行保守疗法,除注意休息,调整饮食,增强体质外,还可用中药、组织疗法、物理治疗等方法。保守治疗无效时可采用手术疗法,根据情况行单纯输卵管切除术或子宫切除术。不论做哪一种手术,其术后效果均较好,多数病人术后症状明显减轻或消失,并可恢复健康和劳动。

(4)月经异常:指术前月经正常,术后转经后连续3次月经周期、经期或经量异常,影响健康和劳动者。绝育手术是否会引起月经异常,意见并不一致。有人认为绝育术时如影响卵巢血液循环,可引起月经异常。目前推广的输卵管抽心近端包埋术很少影响血液循环,故一般对月经无影响。如有月经紊乱,可用3～4周期短效口服避孕药或中药治疗。

(5)宫外孕:输卵管结扎术失败率极低,失败者中偶有发生宫外孕者,据报道为0.46%。腹腔镜电凝输卵管绝育术失败后宫外孕的发生率较高。因此,当绝育术后出现停经、不规则阴道出血伴腹痛,要警惕宫外孕的可能。确定诊断后应及时施行剖腹手术,术中应切除双侧输卵管。

(6)神经官能症:受术者术前正常,而在输卵管绝育术后出现一系列躯体上及精神上的症状,甚至影响劳动和生活。这些症状包括头痛、头昏、乏力、腰酸背痛、失眠、胃纳差、消瘦、四肢麻木、情感失调等,但相应器官并未查出器质性病变,则应考虑并发神经官能症的可能。它的发生与以下因素有关:术前未做好宣传教育和思想工作,患者思想不通,恐惧疑虑较大;术中医护人员保护性医疗制度做得不够;手术中遇到困难及时间过长等不良刺激使受术者产生不安、怀疑;术后出现某些暂时性不适感及异常现象没有及时处理。预防方法:术前一定要做好思想工作,国外多建议术前先通过心理医生消除受术者的种种顾虑;医务人员手术时除技术上精益求精外,应注意保护性医疗制度,不随便讲与手术无关或不利

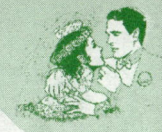

于病人的话;术后出现症状及时检查,积极处理。治疗方面:除调动病人的主观能动性,合理安排生活及采用药物对症治疗外,还可与精神科医生合作使用暗示疗法。对久治不愈的神经官能症者要有耐心与信心,做到医患同心协力战胜疾病。

243. 哪些妇女适合做腹式绝育手术?

适合做腹式输卵管绝育术的妇女包括:已婚育龄期妇女,凡身体健康而自愿绝育者皆可做腹式绝育手术。此外,有以下情况者也可进行腹式输卵管绝育术:吸烟者年龄不限,曾有先兆子痫,妊娠糖尿病史,曾患深静脉、肺静脉栓塞,浅静脉血栓,高脂血症,乳腺良性疾患,宫颈外翻;盆腔炎治愈后,乙型肝炎表面抗原(HBsAg)阳性,有胆囊病史,异位妊娠后,单纯性甲状腺肿,良性滋养叶细胞疾病,剖宫产时,异位妊娠手术时,或其他选择性腹部手术时。

244. 哪些妇女暂时不宜做腹式绝育手术?

暂时不宜进行输卵管绝育术的包括:产后 7～42 天,产后感染、大出血、先兆子痫后,分娩后产道严重损伤,感染性流产或药物流产后,流产致出血或损伤,现患深静脉或肺静脉栓塞,缺血性心脏病,不明原因的阴道出血,宫颈癌,盆腔炎(包括结核),盆腔粘连,胆道疾病,肝炎活动期,恶性滋养叶细胞疾患;重度贫血者血红蛋白<70 克/升(7 克/分升),腹部皮肤感染,支气管炎或肺炎,全身感染性疾病,子宫内膜异位症,急诊或感染性腹部手术,神经官能症等者。

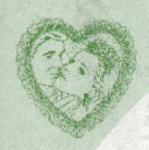

245. 哪些妇女经慎重考虑后可做腹式绝育手术?

对于某些妇女无绝对禁忌证,但又存在某些影响绝育术的因素,也就是说,具有某些"相对禁忌证"者,若妇女坚决要求做腹式输卵管绝育术,医务工作者经过慎重研究认为可以进行绝育术的情况下,双方达成共识,仍然可以进行腹式输卵管绝育术。医学上称为"慎用对象",必须做好特殊技术及设备的准备工作,以做到万无一失。这类妇女包括:高血压者,糖尿病者,有缺血性或瓣膜性心脏病史,脑血管意外史者,肝硬化者,甲状腺功能亢进、甲状腺功能减退者,凝血障碍者,子宫肌瘤者,肥胖症者,患病不宜妊娠的未产妇。对于重要脏器功能障碍、遗传病等应通过特别咨询后可以选择此法。

246. 什么是腹腔镜输卵管绝育手术?

腹腔镜是一种医用高科技的科学仪器,它是将光学、电学与机械制造学高度结合在一起研制成功的医用手术器械。通常用来在不切开腹腔的情况下进行腹腔内手术的工具。目前腹腔镜的应用十分广泛,适应证日益增多,对输卵管进行绝育术只是其中的一种手术。

腹腔镜输卵管绝育手术就是一种通过腹腔镜对输卵管进行电灼、切断、钳夹或环套等方法达到输卵管管腔闭塞而绝育的目的。电灼术包括对输卵管电灼、电切或电灼电切同时进行的手术方式。非电灼术包括放置输卵管夹或输卵管硅胶环等方法。

一般而言,对输卵管非电灼术比电灼术安全、有效,近代使用日趋广泛。凡有绝育要求的妇女,无手术禁忌证者,都可以进行腹

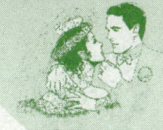

腔镜输卵管绝育术。主要禁忌证是腹腔粘连,结核性腹膜炎,腹腔有大手术史,重度心、肺功能不全及横膈疝等。

247. 哪些妇女不适合用腹腔镜做绝育手术?

腹腔镜绝育手术在很大程度上与腹式手术绝育术相似,但是腹腔镜手术的最大特点是要进行受术者腹腔内"充气",让腹腔膨胀起来,手术者通过腹腔镜操作系统在体外操作,借助充气后腹腔中能清楚地显露输卵管,然后再对输卵管进行操作,达到完成绝育术的目的。因此,并不是所有妇女都可以接受腹腔镜绝育手术的。例如,具有以下情况的妇女不宜进行腹腔镜绝育术:严重心、肺功能低下,不能耐受气腹和头低臀高位卧式者;腹腔严重粘连或有较大肿块;子宫体增大者;合并疝气者;凝血障碍及血液病患者;有多次腹部手术史;过度肥胖或过度消瘦者。

248. 什么是输卵管环套绝育术?

输卵管环套绝育术是在腹腔镜下以输卵管钳钳住输卵管峡部,在距子宫角部 3 厘米处,使之折成双叠式,然后以硅胶环套住折叠的输卵管,达到管腔闭合的作用,阻止卵子通过而绝育的目的。

此外,尚有在腹腔镜下用塑料弹簧或金属夹距子宫角部 2 厘米处,夹住输卵管峡部,以阻塞管腔的绝育方法。由于此类环或夹子是在输卵管外对输卵管腔起闭塞作用的,所以在必要时可以用同样的手术方式将此类环或夹子取下来,使受术者又可恢复生育力,因此认为是可逆性绝育方法。

由于腹腔镜下输卵管环套绝育术操作迅速、简便、安全,因此近年来使用越来越广泛。

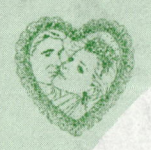

249. 什么是输卵管电灼绝育术？

通过腹腔镜将电灼电极送入腹腔中对准输卵管的某个或某些部位进行电灼或电切，或电灼与电切同时进行的绝育方法称为输卵管电灼绝育术。一般有电灼一处与电灼三处两种手术方式。

一处电灼法：在输卵管中部，以输卵管抓钳完整地钳住输卵管，注意避开肠管，对输卵管进行电灼后，整条输卵管被横断了，将两个断端分开，手术即告完成。

三处电灼法：钳夹输卵管部位与上相同，电灼横断输卵管，断端分开后，再夹住输卵管的远端断面行第二处电灼；最后钳住输卵管近端断面行第三处电灼，完成手术。

输卵管电灼绝育术是一种损伤性的不可逆的绝育术，加之有误伤肠管的可能性，因此近年来进行此类手术方式的越来越少。

250. 什么是输卵管注药绝育术？

输卵管注药绝育术是指手术者将特制的药物，用特制的器械，通过阴道、子宫颈、子宫腔到达输卵管开口于子宫腔的入口处，将粘堵剂注射于输卵管内，达到控制生育的目的。

自从 1849 年首次试用硝酸银注入输卵管，烧灼输卵管黏膜引起绝育以来，百余年中，对注射药物进行了广泛的研究，包括苯酚、硝酸银、氧化锌、水杨酸、碘、阿的平等药物。概括来说，主要是腐蚀剂、医用粘合剂、液体塑料、硅橡胶类等。我国目前一般采用苯酚糊剂，效果可达 95% 以上。或以甲基-α-氰基丙烯酸为主药的医用粘合剂进行注射绝育。

此方法具有操作简便、安全、有效、痛苦少，不需住院等优点。但成功率不理想，而且失败者中宫外孕发生率高达 10% 左右，所

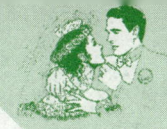

以难以推广应用。

251. 什么是输卵管栓塞绝育术？

经阴道、子宫颈、子宫腔角部达到输卵管，在宫腔镜的帮助下，向输卵管开口处置入特制的栓子（这种特制的栓子如子弹头形）。手术者用特制器械将输卵管栓子尖端对准输卵管向子宫腔开口处，使之将输卵管腔堵塞住，称为"输卵管栓堵术"。从理论上讲，这种绝育方法是比较理想的，并且是可逆性的。但是操作复杂，效果也不十分满意，因此，目前临床上使用并不广泛。

252. 哪些妇女不适合做输卵管粘堵或栓塞绝育术？

此类绝育术由于要经过外生殖道进行操作，因此，外生殖道与内生殖道有疾病者都不适合应用输卵管粘堵术或栓塞绝育术。具体而言，对下列妇女不宜使用：生殖道炎症者；生殖道畸形者；生殖道肿瘤者；会阴或阴道过紧者；产褥期等情况不宜使用。

253. 女性绝育术在何时进行较好？

妇女做绝育手术的时间因人而异。

（1）一般正常育龄妇女多选择在月经干净后 2～5 天内进行绝育手术，因为在这段时间内怀孕的可能性很小。如果能排除怀孕，其他时间也可做绝育手术。

（2）产后子宫较大，输卵管容易寻找，操作方便、痛苦小，是做输卵管结扎手术的较好时机。一般产妇可在分娩后 24 小时内手术；使用产钳、人工剥离胎盘等难产的产妇需要观察 4～5 天，如无

特殊情况,即可进行手术;剖宫产妇女可在剖宫产同时做输卵管结扎术;在家中生产的产妇应住院观察 1～2 天后方可进行手术。

(3)哺乳期闭经的妇女需要做绝育手术时,要在排除了怀孕后才能手术。

(4)早孕妇女需要做绝育手术时,可在人工流产同时或人工流产后 24 小时内施行结扎术。

(5)宫内节育器取出的同时。

(6)手术时间选择的注意事项:绝育手术最好选择在春秋或冬季做。夏季天热、出汗多,手术部位容易被感染,增加切口感染机会。月经期也不宜手术。因为妇女在月经期抵抗力降低,子宫颈口较松,子宫内膜有创面,细菌容易侵入,引起感染的机会较多。

254. 女性绝育术有哪些优、缺点?

(1)女性绝育术的优点

①是永久性的节育措施,具有一劳永逸的效果。

②不影响月经或性功能。

③不需要反复就医。

(2)女性绝育术的缺点

①女性绝育术是一次外科手术,虽然是小手术,毕竟要进行腹腔内手术操作,所以仍有一定的风险。当然,只要医务工作者高度注意也是十分安全的。

②可能发生某个或某些并发症,需要受术者与医务人员很好地配合,将并发症发生率降到最低限度。

③需要经过培训的医生才能进行手术,手术者必须具备良好素质与熟练的技巧。

④需要有一定的条件与设备,在确保受术者安全的情况下才能实施绝育术。

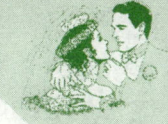

255. 什么是女性非手术绝育方法？

非手术绝育术就是不做手术切口的方法，其历史也很悠久。从 1849 年开始，就有人用导管套着裹有硝酸银的探针，通过子宫颈管至宫腔内输卵管开口处，腐蚀输卵管入口处进行绝育。20 世纪的 60～80 年代，栓堵输卵管的研究进入高潮，1982 年的国际女性非手术绝育会议把它统称为"经子宫绝育术"。其中包括：

（1）物理损伤法：用硝酸银腐蚀、电灼或冷冻等方法损伤输卵管开口。

（2）机械阻塞法：如用宫腔镜将输卵管硅橡胶栓子塞住输卵管在宫腔内的开口。

（3）药物堵塞法：通过子宫腔从子宫角部向输卵管内注粘堵剂，造成输卵管管腔永久性或可逆性堵塞。

256. 输卵管结扎后可做再通术吗？

输卵管结扎术后，由于意外情况子女死亡而需要再生育者，可以考虑进行输卵管再通术，也称之为"输卵管吻合术"。因为输卵管结扎术，目前都采取对输卵管实行切断抽心包埋方法进行。所以做再通手术时，必须将输卵管的两个断端找到并且进行妥善处理后，才能进行断端吻合术。当前，在显微外科技术十分成熟的情况下，对输卵管再通术的手术成功率是比较高的。但是，其功能是否能完全恢复，还有待实践的检验。也就是说，输卵管再通术后顺利地妊娠了才是真正意义上的成功。

但由于妊娠的影响因素较多，如妇女年龄因素就是一个重要因素。所以，手术后通过对输卵管通水试验或输卵管造影术是直接检查吻合术是否成功的方法。

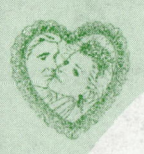

十、男性生殖系统结构、功能与节育的关系

257. 阴茎的结构是怎样的？

阴茎是男子的泌尿、生殖与性交器官，其结构极其复杂，也是性功能障碍的主要反应器官。

（1）阴茎海绵体：阴茎由两个阴茎海绵体与一个尿道海绵体组成。阴茎海绵体是一对血管性海绵体组织，两者在前 1/3 处相互连接，近端两个阴茎脚分别固定在两侧耻、坐骨支上，为坐骨海绵体肌所附着。尿道海绵体位于阴茎中轴的腹侧，末端膨大形成阴茎头部——龟头。阴茎在常态下，其悬垂部分长度为 10～15 厘米。阴茎长度可因人种、种族、民族及个体发育而异。若常态下阴茎小于 5 厘米，为小阴茎。若与同龄人相比较，阴茎过大，称为巨阴茎。

（2）阴茎的血液供应：①动脉。供应阴茎的动脉分别来自浅层与深层动脉系统。浅层动脉系统是两个对称排列的管道，起自股动脉分支即阴部外动脉。浅层动脉又分为背侧分支与腹侧分支，供应阴茎皮肤与包皮，在冠状沟处与深部动脉系统相交通。深部动脉系统来自阴部内动脉——髂内动脉的末端分支，形成阴茎动脉，并分为阴茎背动脉与阴茎深动脉两支，供给阴茎血液。当阴茎动脉发生供血障碍时，阴茎勃起功能即发生障碍——动脉性阳痿。②静脉。阴茎的静脉回流系统分为浅、中、深三组静脉系统：浅组为背浅静脉，中组为背深静脉和旋静脉，深组为海绵体静脉和脚静

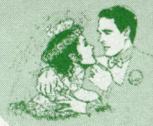

脉。一旦发生阴茎静脉关闭故障（如关闭不全），则会发生静脉性勃起功能障碍——静脉性阳痿。

（3）阴茎的神经支配：阴茎神经主要是阴茎背神经和海绵体神经。阴茎背神经主要传递阴茎头与阴茎皮肤的感觉。海绵体神经又称为阴茎神经，它含有交感神经与副交感神经纤维，支配阴茎，以及球部尿道腺体与肛尾肌。在性活动时，自主神经与躯体神经常协同激活以调节阴茎血管扩张，前列腺分泌及射精。若阴茎神经发生故障，则阴茎勃起功能障碍——神经性阳痿发生。

258. 阴茎的功能如何？与节育有什么关系？

阴茎是一个多功能器官，其一是排尿功能，所以称它为泌尿器官，属于泌尿系统；其二阴茎是排精（射精）器官，精液最终经阴茎射入女性生殖道中，所以阴茎又属于生殖系统；其三阴茎是性交器官，它是性生活中最重要的性接触器官，所以又属于性系统。

由于精液与精子最终是通过阴茎排出男性体外，所以对阴茎在节育中的作用也进行了充分地研究。一方面可以采用物理阻断方法——性生活时使用阴茎套（也称安全套或避孕套），将排出的精液与精子收集在阴茎套的特制小囊内（避免精子进入阴道中）；另一方面可以进行体外排精也可以达到同样的目的——节制生育，或者压迫后尿道，使射出的精液进入膀胱中；也可以用外用避孕药物，及时杀死精子等。

259. 睾丸的结构是怎样的？

睾丸外形略呈扁圆形，左右各 1 个，表面光滑，与附睾一起共居于阴囊内。在外形上睾丸可以分为内外两个侧面、上下两端与前后

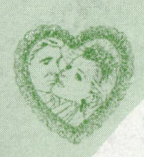

两缘,内侧面平坦,与阴囊中隔相贴附,外侧面较隆起,与阴囊外侧壁相贴近。两个睾丸的体积与重量稍有不同,左侧睾丸重 10.20 克,上下径 3.34 厘米,前后径为 2.53 厘米,左右径 2.0 厘米。右侧睾丸重量约 10.70 克,上下径为 3.52 厘米,前后径 2.51 厘米,左右径 2.09 厘米,体积大于 12 立方厘米。一般认为,成年男子若睾丸容积小于 12 毫升,提示睾丸发育不良,其功能也可能不良。

睾丸是实质性器官,表面覆盖有坚实的被膜,实质部分主要由生精小管组成的睾丸小叶构成。生精小管是男子生殖细胞分裂增生和分化发育的部位,管道高度弯曲,故称曲精小管。管壁上的生精上皮细胞有两类,分别称为支持细胞与生精细胞,是精子生成的部位。睾丸的间质相当丰富,在疏松的结缔组织内有血管、淋巴管、神经等,还含有一种能合成与分泌雄激素的特殊细胞,称为间质细胞(又称 Leydig 细胞),这是一类通过产生睾酮等雄激素来激发与调节男性生殖与性功能的特殊细胞(图 15)。

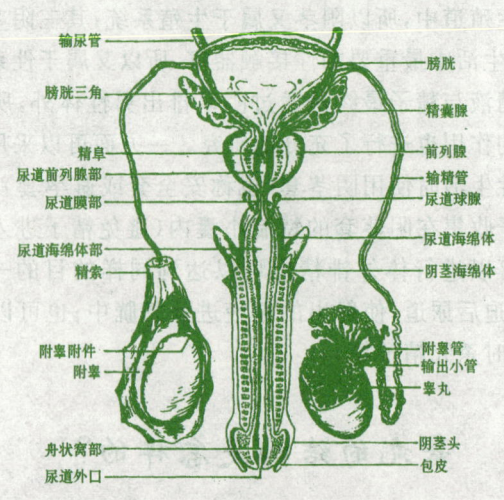

图 15 男性生殖系统解剖示意图

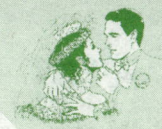

260. 睾丸的功能有哪些？与节育有什么关系？

睾丸具有两大功能，其一是产生精子——男性生殖细胞，也称为雄配子。其二是产生雄激素，是以睾酮为主的一类男性激素，统称"雄激素"，是促进男子青春期发动与发育、维持男性第二性征、保持男子性功能所必需的。同时，也是精子的生成与成熟所不可缺少的激素。睾丸功能受下丘脑与垂体功能的调节，称为下丘脑-垂体-睾丸性腺轴（图16）。

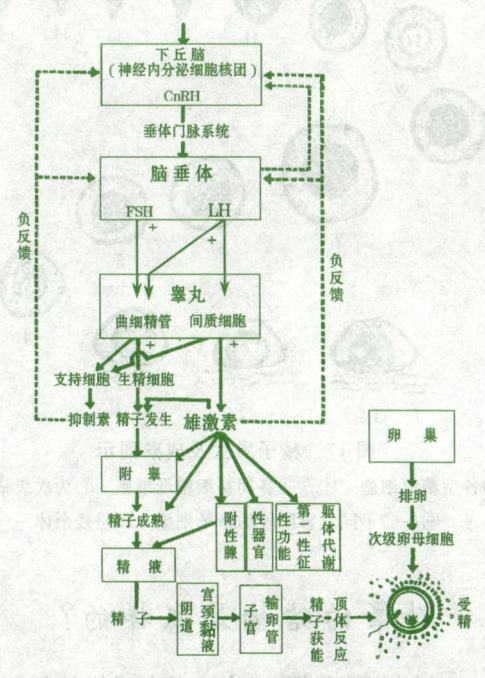

图16 男性下丘脑-垂体-睾丸轴及调节

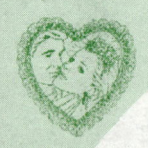

针对睾丸具有产生精子的功能,科学家与医学家们希望通过男性服用某些药物或注射某些药物来达到抑制精子生成或成熟的目的,起到节制生育的作用;也曾找到过有效的药物,如棉酚等,但由于此类药物对身体的某些毒副作用,目前还不能广泛应用于男性节育。科学家们还在致力于研究更理想的药物,终究会有成功之日的(图17)。

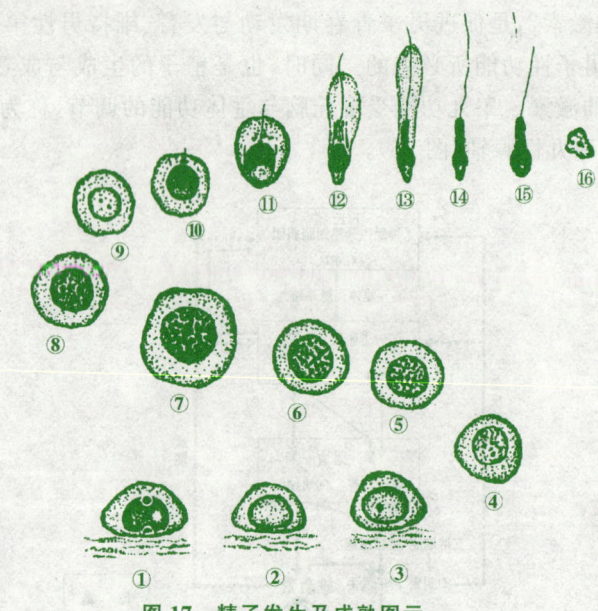

图17　精子发生及成熟图示

①～③各型精原细胞　④～⑦各期初级精母细胞　⑧为次级精母细胞

⑨～⑮不同发育阶段的精子细胞　16是残余体

261. 附睾的结构是怎样的?

附睾是一对长扁圆形器官,位于睾丸后缘的外侧部。上端较为膨大,呈钝圆形,附于睾丸的后方,故称为附睾。附睾分为头、

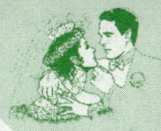

体、尾三部分：附睾头是睾丸输出小管与附睾的连接部；附睾体是附睾头下行变圆如柱的部分，下连附睾尾；附睾尾是附睾体在睾丸后下缘处逐渐变尖细的部分，与睾丸后缘相贴近。附睾尾末端移行于输精管。

左右附睾大小基本一致，成人右侧附睾平均长 5.29 厘米，左侧 5.18 厘米。附睾表面有三层膜，由外向内依次为固有鞘膜脏层、白膜与血管膜。附睾实质由睾丸输出小管及附睾管组成，附睾管又被分成附睾小叶结构，每个小叶如圆锥状，共有 8～15 个小叶构成。

262. 附睾的功能有哪些？与节育有什么关系？

附睾的功能主要包括 3 个方面。

(1)是精子成熟、储运与衰变的处理部位。生精过程中，精子在睾丸生精小管内完成数量上的增加、性质上的分化、遗传物质的分配、形态上的完备，以及具有微弱的振颤、旋转运动能力，但其前向运动及受精能力的最后成熟，则有赖于附睾的作用，幼稚精子必须浸泡在附睾液中，经过漫长且具有特殊性的内环境中才能逐步成熟，并且被输送出去(射精时)。对于未能及时输送出去的老化精子，附睾具有特殊的处理能力。这就是当前，医学专家们采用附睾中取出的精子做成熟卵子单精子注射——人工辅助生殖的方法之一——卵子单精子注射技术，为这类男性不育者解决了生育问题，用此方法生育的新生儿被称为"第二代试管婴儿"。

(2)附睾具有对附睾液的分泌、吸收和加工功能，也能吸收来自睾丸中的大量睾丸液。

(3)具有血-附睾屏障作用，可以保护精子避免不利因素的伤害。同时也能阻止精子进入血液中产生特异性免疫作用。

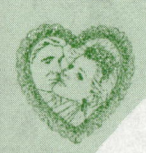

鉴于附睾对精子成熟起着重要作用,所以想通过干扰附睾正常功能的方法来达到影响精子的正常成熟过程,从而达到节制生育的目的。也因为附睾是精子储存之地,所以有大量成熟精子在附睾中。因此,做输精管结扎术时,要对附睾中现存精子进行适当处理,才能确保及时性的避孕效果,往往在输精管结扎术的同时,向附睾中注射杀精子药物,灭活精子,提高避孕效果。

263. 输精管的结构是怎样的?

输精管位于精索内,起始于附睾尾部,终止于射精管。左侧长31.24厘米,右侧长31.12厘米,外径为2.85(±0.43)毫米,内径0.20~0.85毫米,内径大小与外径大小无相关性。这就是为什么在做输精管注射绝育(如输精管黏堵绝育术)时,用药量相同而效果不一致的原因所在。因为在做输精管粘堵绝育术时,医生往往通过触摸输精管(实际上触摸到的是精索)的粗细来决定注入粘堵剂的药量,殊不知精索中所能触摸到的只是输精管的外径大小,而管腔内径无法准确知道,因为男子输精管外径相同而内径并不相同。因此,用同样多的粘堵剂注入不同人的输精管管腔之中,其堵塞的效果是不一样的,这也是输精管粘堵绝育术难以推广应用的原因之一。

由于输精管的行程长而复杂,按其行程的解剖部位,将输精管分为睾丸部、精索部、腹股沟部与盆腔部四部分。在进行男性绝育术——输精管结扎时,选择在精索部手术最合适。因为精索部的输精管位于皮肤下面,容易触及,手术中容易操作与固定,所以是输精管结扎的最佳部位。

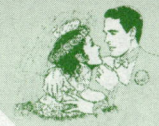

264. 输精管的功能如何？与节育有什么关系？

顾名思义，输精管是输送精子的管道系统，也有部分精子储存在其中。在男性节育中输精管具有一定的重要性。目前主要是对输精管进行结扎术——其实质是"绝育术"；另外，对输精管进行粘堵术，也是绝育术的一种。而在输精管内"置栓子"或"过滤器"的方法，在男性节育中具有一定的可复性。

265. 射精管的结构与功能如何？

射精管是输精管壶腹末端与精囊腺排泄管汇合所形成的，位于前列腺底部的后方，斜穿前列腺实质，开口于尿道前列腺部精阜前列腺小囊的两侧。左右射精管几乎等长，为 1.49～2.33 厘米，其中点宽 0.08～0.43 厘米。在性交高潮来临时，精液能通过射精管送入尿道前列腺部，然后再通过前尿道射入女性阴道内。若射精管产生病变，往往影响射精功能。

266. 精囊的结构与功能如何？

精囊又称为精囊腺，位于膀胱底部、输精管壶腹的外侧，左右各一个，是长椭圆形状，上宽下窄，左右稍扁的空腔器官。精囊主要由弯曲小管构成，其表面高低不平颇似多结节聚集在一起。精囊的排泄管向下内方伸出，与输精管末端会合成射精管。精囊大小，因人、因年龄、因充盈度不同而变化，即使同一个体，左右精囊腺也可有差异。精囊的形状与位置还随膀胱与直肠的充盈情况而改变。精囊一般长 2.11～6.16 厘米，最大宽度 0.56～2.20 厘米，

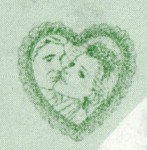

厚度 0.25～2.51 厘米,如果将腺体拉直,其长度可达 10～15 厘米,管腔直径 0.3～0.4 厘米。

精囊腺上皮细胞具有合成蛋白质分泌物的超微形态结构,精囊腔的分泌物呈黄色、弱碱性,稍黏稠,射出的精液中 60% 左右来源于精囊腺的分泌物——精囊液。精囊液含有高浓度果糖、前列腺素、蛋白质、抗坏血酸、凝固酶、肌醇、山梨醇、磷脂酰胆碱、尿酸、淀粉-1-6-转葡萄糖苷酶、蛋白酶抑制剂、无机磷及微量柠檬酸等营养精子的成分。尤其是果糖和前列腺素是精囊的特异分泌成分,是精子获取能量与动力的源泉。因此,精囊并非是储存精子的器官,而是提供精子能量与动力的器官,所以精囊产生病变时直接影响精子的功能,易患不育症。

267. 前列腺的结构与功能如何?

前列腺是男子附性腺中最大的一个实质性器官,位于膀胱下部,紧包尿道起始部(尿道前列腺部),外形像倒置的板栗,质坚实,色淡红稍带灰白,上部稍宽大,称为前列腺底部。前部有膀胱颈与之相接,尿道从中穿行而过,后部有左右射精管穿行。前列腺下端稍细,背面与直肠邻近,因而通过直肠可以检查前列腺——前列腺肛门指检法,或者用直肠 B 超经肛门到直肠检查前列腺,是目前较好的无损伤的检查方法。前列腺的前后径 1.46～3.94 厘米,底部横径 2.99～5.30 厘米,由底至尖的垂直径 1.48～4.58 厘米,重量为 9.21～31.80 克(平均约 20 克)。可见前列腺体积的大小差异较大,因人、因年龄而不相同。

前列腺的解剖结构上,可将前列腺分为前、中、后、左、右五个部分,分别称为前叶、中叶、后叶、左叶与右叶。也可将前列腺分为中央区、周围区与移行区。以上划分主要与前列腺疾病的病变好发部位有关系。对于前列腺疾病的诊断与治疗有一定意义。如前

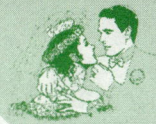

列腺增生症，是由于前列腺包围尿道的移行区组织增生甚至肥大，压迫尿道造成排尿困难，产生尿频、尿无力、尿流变细，甚至尿潴留等症状。

前列腺上皮细胞能持续分泌一种较稀薄的无色乳胶液体，呈弱酸性，占射出精液的 1/10～1/3 量。前列腺液中含有溶酶体及分泌性酸性磷酸酶、蛋白水解酶、纤维蛋白酶、麦芽糖酶、溶菌酶、氨基肽酶、纤维蛋白酶原激活物、柠檬酸盐、脂类、脂族多胺(精胺、亚精胺、腐胺等)、转移因子、锌离子等多种成分，都是精子生存与活动及提高受精能力不可缺少的重要物质。其中蛋白水解酶与纤维蛋白酶有液化精液的作用。因此，当前列腺产生病症时，常影响性功能，也常影响精子的受精能力，导致男性不育症发生。

268. 如何通过抗精子生成控制生育？

男性生育的基本条件是有成熟精子——雄配子。因此，男性节制生育的理想途径是寻找某些药物以阻止精子的发生与生成，这就是抗精子生成药物。由于这类药物要直接作用于睾丸的生精上皮，应该具有无毒性或毒性极低，易控制使用剂量，起效时间快，维持效果恒定，可恢复性强，不引起染色体畸变等现象发生。正因为要求高而且严格，因而至今尚未获得理想的抗精子生成药物供男性节育者使用。但已经发现了许多有苗头的抗精子药物。

(1)棉酚：我国科学家首先发现棉酚具有男性节育作用，并对此拟作为男性口服节育药物进行了大量研究。服用方法是以服用总剂量计算，达到节育效果需要 1000～2000 毫克，多数男子为 1200～1500 毫克。起效量服用方法为连续服用，即每日服 20～30 毫克，连服 60～80 天才能生效。其后还必须服用维持剂量，每月的维持剂量为 150～220 毫克，有效节育率达 95％～100％。此药的优点是药源丰富，生产成本低，节育剂量比较安

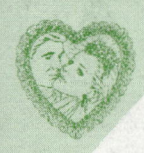

全可靠。缺点是服用方法比较繁琐,个别服用者会引起低钾血症现象,停药后生精功能恢复尚不恒定,故有待进一步研究和改进后才能广泛用于临床。

(2)双二氯乙酰二胺类药物:动物实验提示能损伤精子、精子细胞和精母细胞,而不影响支持细胞及间质细胞功能。临床试用每日口服 0.5～2.0 克,70～80 天后,精液中可无精子,而性功能不受影响。缺点是服药剂量大,起效慢,还有部分服药者出现恶心、呕吐、头晕、心动过速等,有待进一步研究消除了这些不良反应后,才能用于男性节育。

269. 如何通过抗精子成熟控制生育?

精子在睾丸中生成后要进入附睾中逐步成熟才能获得受精能力,干扰附睾功能和精子成熟的药物称为抗精子成熟药物。由于此类药物不影响睾丸内精子生成和雄激素分泌,不影响性功能,起效快,停药后恢复生育功能也快,所以是比较理想的男用节育药物。这方面的研究也较多,有抗雄激素化合物、氯代甘油类等。

(1)抗雄激素化合物:精子成熟与附睾功能密切相关,而附睾的这种功能的实现需要有高水平的雄激素来维持,因而设想可采用小剂量的抗雄激素化合物以降低体内雄激素水平,从而干扰附睾功能和精子成熟,但又不足以影响睾丸及附性器官及性功能,而达到节育目的。已经研究的药物有雌激素类、赛普坦隆等。例如,赛普坦隆给正常男子每日口服 10～20 毫克,连服 26 周,精子发生被抑制,精子数下降到不育水平,精子活动力也明显下降。但有学者的研究结果并不令人满意;也有学者指出此药有降低性欲与性功能现象,所以还不能用于男性节育,尚需进一步的研究。

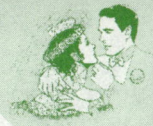

（2）氯代甘油类（氯醇类）：目前对氯代甘油中的 α-氯代甘油的研究比较多，认为它在动物身上（如恒河猴）抗生育效果显著。但作为人类的男用节育药物尚有一定毒副作用，有待进一步的研究与探索。有学者提出，不采用全身给药，而采取局部给药的方法，使之在睾丸或附睾中达到较高浓度，以降低全身的毒副作用，提高节育效果，也是一种节育用药途径，值得深入研究。

270. 如何通过影响射精过程控制生育？

研究表明，人与动物的射精过程受去甲肾上腺素与肾上腺素的调节而产生收缩效应。已知许多药物可以影响射精过程，例如，射精过程可被 α 受体阻滞剂所阻断。提示去甲肾上腺素能 α 受体阻滞剂可能影响输精管及其壶腹部的收缩，从而不能输送精子、造成所射出的精液中呈现暂时性无精子状态，达到节育目的。目前试用的 α 受体阻滞剂有酚妥拉明、妥拉苏林等。由于此类药物有继发性性欲与性功能的不良影响，节育的效果也不十分满意，目前尚不能用于临床。

271. 如何阻止精子进入女性生殖道而避孕？

阻止精子进入女性生殖道达到控制生育这是避孕与节育比较好的控制生育措施，既简单易行，又经济，不产生毒副作用，可将不良影响控制到最低程度。

（1）男用避孕套：即阴茎套，是应用最多的一种阻止精子进入女性阴道的避孕工具。

（2）体外排精法：性交过程中采取在女性体外排精方法，男子在即将射出精液之前果断地将阴茎从阴道迅速抽出来，将精液与

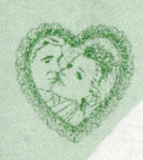

精子射在体外,达到避孕目的。这种避孕方法由于是性交中途将阴茎从女性阴道中抽出来,所以也叫"性交中断法"避孕。正因为要人为地中断性交过程,而且是在性交高潮中中断性交过程,对男方与女方的性满足感都会带来一定的影响,双方都可能难以获得性满足,所以不是十分好的避孕方法。再者,男性在正式发动射精之前,可能有少数精子已经先期进入了女性阴道之中,因此,避孕失败率较高,不适合常规节育与避孕中使用。

(3)会阴部尿道压迫方法:另一种阻止精子进入女性生殖道的方法是会阴部尿道压迫方法,此方法是要求男子在即将射精前,立即用手指强力压迫会阴部尿道,阻止精液自前尿道流出进入女性生殖道中,达到避孕目的。这种避孕方法比较简单,但若部位掌握不准确,或偶尔一时措手不及没有压迫住尿道或没有完全压闭合尿道,会造成避孕失败。此外,精液经后尿道反流进入膀胱中,可能刺激膀胱颈部,发生性交后尿频现象。因此,会阴部尿道压迫方法也不能作为常用的节育方法。

(4)女用避孕套:目前生产出一种女用的避孕套,是一个环型的外圈,套子较宽大而具有一定的长度,可以将女性的阴道完全遮盖住,男性在性交时阴茎实际上是在女性的避孕套中进行。与男用避孕套相比较,只是男子不用戴阴茎套罢了,男子射出的精液与精子仍然未能进入女性生殖道,而是贮藏在女用避孕套中。性交结束后,将女用避孕套取出,则所有精液与精子都会被清除。

272. 如何阻断输送精子的通道控制生育?

精子只有顺利地进入女性生殖道中才能受孕,而精子产生于睾丸,成熟于附睾,必须经过漫长的"管道"与"行程"才能进入女性阴道中。因此,只要想办法对输送精子的管道系统进行阻断,那么精子就无法完成它的"行程",可以达到节育的目的。医学家们对

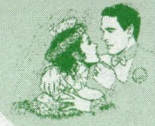

输精管进行了许多的研究,采取了各种不同的措施,目的只有一个——阻断精子的顺利输送。为此,有输精管结扎术——机械地结扎输精管或结扎加切除一小段输精管;也有对输精管腔中注射粘堵药物——药物输精管粘堵术;还有向输精管腔中置入栓子——输精管栓堵术;另有科学家在输精管腔中放置一种装置只能让液体通过,而阻止精子通过——输精管置筛术等。其目的是阻断输精管输送精子的功能,达到节育的目的。

273. 如何通过杀死或灭活精子控制生育?

精子排入女性生殖道中后,不会立即发生受精现象,精子在离开男子体内后,要在女性阴道中存留一段时间,这是一个杀死精子或灭活精子的好时机。因为精子离开男性身体后,在体外生存能力是有限的,阴道本身的酸性环境对精子的生存与活动就是不利影响的环境因素。若再人为地加入一些杀精子药物或其他不利于精子生存及活动的药品等,可以让排入阴道的精子在阴道中"全军覆没",而达到节育目的。为此,科学家们研究成功了不少的杀精子药物,如壬苯醇醚、孟苯醇醚等。并将这些药品制成相应的外用避孕药物,如外用避孕药膏、药膜、药片、药栓等不同的剂型,可供避孕者选用,十分方便与经济。如果将这些外用杀精子药物与其他避孕方法配合使用,则避孕效果会更好。

外用杀精子药物,由于是外用避孕药,对人体影响小,如不影响生殖内分泌,不影响精子与卵子的产生,不影响性欲与性功能,是比较理想的避孕方法与措施。当然,这种外用的杀精子避孕药并非十全十美,避孕效果还不是十分可靠与满意;药品的保管等也有严格要求;有的女性对某些外用避孕药过敏;外用避孕药用后容易污染衣物与被褥等不足之处。

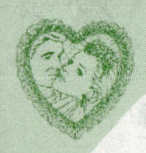

十一、男性节育方法

274. 什么是理想的男性节育措施？

理想的男性节育方法应当是不影响男性第二性征与性功能，不干扰内分泌的整体平衡，对精子的生成和功能只产生可逆性的抑制作用。男性的生殖活动可概括为精子发生、精子成熟、精液排出、精子在女性生殖道内运行、精子获能直到受精等几个关键环节。因此，将抑制精子生成、阻止精子与卵子相遇，以及直接杀死精子作为首选男用节育方法，也是比较理想的男性节育措施。

275. 男性常用的节育方法有哪些？

在计划生育政策的执行中，夫妻之间是完全平等的，都有责任与义务落实好避孕与节育措施。当然，一对夫妻中，只要有一方落实了避孕措施就达到了计划生育的目的。男性应在计划生育中多承担一些责任。

目前人们能够采用的避孕与节育的方法虽然很多，但是男用节育方法相对比女性要少一些。男性常用的节育措施有：避孕套（阴茎套）、输精管结扎或堵塞，其他还有口服节育药、注射节育药物等；体外排精和会阴部尿道压迫法等方法也有一定的节育作用。

避孕套是目前使用较多的一种男用节育工具，只要坚持用下去，并且使用正确，避孕效果较好。目前认为，阴茎套不仅有良好的节育作用，还有预防性病传播的作用，尤其是在艾滋病等严重的性病病原体肆虐的情况下，坚持使用阴茎套是一举两得的事情。

因此,阴茎套又被社会上称为"安全套"。但有些人怕影响性感或使用不习惯,故不愿意使用。

输精管结扎术或堵塞术是一种绝育手术,适用于不再生育的夫妇中妻子因病不能生育也难以承担避孕措施的丈夫采用。

男用口服避孕药已研究成功,如棉酚,但具有一定的缺点,目前还不能推广使用。

体外排精和会阴部尿道压迫法因不易正确掌握,同时又影响双方的性高潮与性快感,并且其避孕效果不可靠,现在很少有人使用。

男性节育注射药物也有新的进展,但还未能在人群中大量使用,其前景是可观的。

276. 戴阴茎套避孕应注意什么?

因为使用阴茎套避孕是最简单、最容易掌握的避孕方法,所以有人认为使用避孕套能无师自通,没有多大的学问可言。其实,的确有人不知道如何正确使用避孕套,以致于性交时避孕套破裂或者滑脱。这两者都是造成避孕失败的原因。若要正确使用阴茎套避孕,需要注意以下四点:

(1)首先要看清包装盒上印的出厂批号。出厂批号通常用6~8位数表示,从左至右分别代表年、月、日和当日的第几批。据此可得知生产日期,以推算有效期。在常温下贮藏期不宜超过1年半。如果贮藏期过久或贮藏条件太差,都对其张力、强度有影响。

(2)根据自己的阴茎大小(勃起时的长度与粗细程度),选择适合自己的阴茎套型号。因为过大的阴茎套,戴起来容易,但使用时容易脱落;过小的阴茎套,性交时不舒适,配戴也困难。最好在未进行性生活前自己先试戴几次。

(3)当阴茎勃起后,轻轻捏挤避孕套顶端的贮精囊,使囊内空气排出,然后再套入龟头,用食、中指和拇指的指腹将卷折部分向

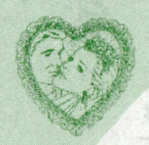

阴茎根部推展的过程之中,要避免指甲牵扯或划破。因此,使用避孕套性交之前一定要剪修指甲。

(4)射精后,勃起的阴茎很快软缩,男方应在阴茎软缩前捏住避孕套的套口,连同阴茎一并抽出,以防避孕套滑落。

277. 阴茎套花样翻新知多少?如何正确选用?

如同人类衣服的发展是由实用、美观到花样翻新的道理一样,阴茎套也是如此。从单纯平滑的阳春型,变化到表面有颗粒、斑纹、颜色、荧光等各种形式,甚至添加各种药物在阴茎套中。

美国、加拿大在1992年卖了5亿个保险套,其中1/3加有杀精虫剂,以期加强避孕和减少性病感染的效果。如今更有表面麻醉剂的添加物,希望增加性交的时间。

就性爱而言,勇于尝试是可以增加情趣的,但也需要了解及防范可能的不良反应。过于粗糙的表面,可能会对性伴侣造成阴道表皮的擦伤,进而引起感染。荧光剂进入人体已知是有害的,如荧光添加物已知是致癌因素之一,杀精虫剂有可能会导致局部细菌族群的改变而引起尿路感染。

表面麻醉剂对有些人会有变态反应,而致局部的红、肿和瘙痒,严重时会导致休克。同时,表面麻醉剂长期使用会有神经传导障碍的后遗症,会使局部的感觉异常。所以,长期使用添加表面麻醉剂的阴茎套,就可能有上述的并发症,尤其在皮肤有伤口时,更应小心。因此,对阴茎套种类的选择,须先了解自己的需求,若能先征得性伴侣的意见,则更能表现出成熟的相互尊重,让性爱更美满。

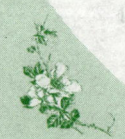

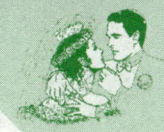

278. 阴茎套避孕的优、缺点是什么？

阴茎套作为避孕工具使用简便，用法得当避孕效果良好，无毒副作用，价格便宜，便于推广。此外，避孕套还有以下的优点。

（1）优点

①防止性传播疾病的传播：使用避孕套可避免两性生殖器官的直接接触，机械性阻断病原体的传染，从而可以预防梅毒、淋病、尖锐湿疣或艾滋病等性传播疾病。

②治疗某些免疫性不孕：有些不孕的妇女体内存在抗精子抗体。性交后精子进入宫颈黏液，其中的抗体可使精子凝集或制动，使之不能上行入子宫腔，从而导致不孕。若采用避孕套 3～6 个月，可暂时阻断女性体液与精液的接触，待妇女体内抗精子抗体的滴度下降后，停用避孕套后短期内可望受孕。

③辅助治疗某些男子性功能障碍：如男子早泄或射精过快者采用避孕套，可降低龟头的局部兴奋性，有助于延长性交的时间。

④其他方面：阻断包皮垢与子宫颈的接触，或有助于减少宫颈癌的发生。当然这并不是积极的措施，只有主动地治疗包茎、包皮过长及做好性器官的卫生才是根本的方法。

（2）阴茎套避孕的缺点

①阴茎套若使用不当，可致性交过程中避孕套破裂或性交结束时将套子遗留在阴道中，使精液流入阴道，从而导致避孕失败。

②少数人用阴茎套后性感减弱。

③在住房拥挤的情况下（三代或两代人同室居住，中间仅用布帘子隔离等情况）会给使用者带来不便。

④对橡胶过敏者不能使用。

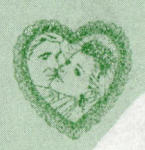

279. 如何克服使用阴茎套的误区？

误区之一 使用阴茎套性交不舒适。

很多男人都以使用阴茎套性交"不舒服"为理由，拒绝使用安全套。研究发现，原来安全套舒适与否，与阴茎套大小是否"合身"有莫大关系。

去年香港一项安全套销售调查报告指出：原来接近40％的购买者是女性，显示出女性采取主动替性伴侣选择阴茎套，正逐渐成为安全性行为的新趋势。事实上，直至目前为止，阴茎套是惟一既能预防艾滋病又没有任何不良反应的避孕工具。所以，阴茎套必须由男子汉们自己认真选择：适合自己的就是最好的。

误区之二 偶尔不戴阴茎套不会有事。

相对之下，男士愿意使用安全套的平均比率还是徘徊在六七成。据瑞典一家医疗机构向3 000名男士所做的调查发现，即使是思想开放的瑞典，仍有四成多的男士表示，偶尔一两次不使用阴茎套性交不会有事的，甘愿冒染性病的风险而不使用安全套，当然还包括女方有意外怀孕的风险。他们的理由仍然是以性交"舒服"而我行我素的。无独有偶，据数字显示，香港男士在选择安全套牌子时，"舒服牌"也是第二大主要考虑因素。可见男性要克服性交只求"舒服"不求安全的思想误区。

误区之三 阴茎套尺寸大小无关紧要。

使用阴茎套舒适与否，原来跟阴茎套的大小是否"合身"是有莫大关系的。正如身高和体重一样，对衣服的尺寸大小是有严格要求的，太大的衣服不合身，太小的衣服也不合身，只有不大不小的衣服穿在自己身上才是最适合的。男人的性器官（阴茎）长短大小自然因人而异，不过谈到这方面的尺寸问题，又往往是男性的"死穴"，很多女性未免"因小失大"，即使是见他戴上安全套时出现

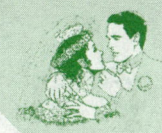
过松或过紧的情形,亦只好避而不提。这一点只有男子自己知道哪种型号的阴茎套对自己最适合。当然,夫妻之间也是十分清楚的,妻子为丈夫购买阴茎套,有如妻子为丈夫购买衣服一样会十分认真的,一定会为丈夫选择合适的阴茎套。

误区之四 厚薄会影响性感受。

一般男性以为戴阴茎套性交是否舒服与安全套的厚薄有直接关系,愈薄应愈舒适,实则这观念是错误的。舒适与否是取决于乳胶的质量。

在挑选阴茎套时,接近八成的男性和女性的第一考虑是产品的质量和可靠性,而这是关乎到乳胶的选料、安全程度是否符合认可的标准及产品的信誉。

误区之五 认为阴茎套是外用避孕工具有效期很长。

阴茎套是乳胶等高分子化合物的制品,都会有一定的寿命与安全使用时间规定。一般而言,阴茎套的包装盒上都会标明使用年限的。一般是制造日期后的 5 年,但以出厂 1 年内的韧力和弹性最佳,这是与安全套的分子间的交联反应有关系的。在这期间使用,安全套的拉伸强度愈来愈好。不过交联分子会随时间被热和光分解,令安全套老化,所以购买时应留意产品存放的地方及印刷于套上的日期。切不要忽略了出产日期。

误区之六 花样越新越好。

为了迎合不同人群的需要,很多特别设计的安全套也就应运而生。有些是印有玫瑰花纹或印有浮起的圆点或环纹,据说会带来特别的感觉。有些是水果味的,据网上调查称,香港人最爱的是香蕉和士多啤梨味。

专业人员的意见是:只有适合夫妻双方的安全套才是最好的,并不是最新的或最花样的就是最好的。归根究底最理想的方法是亲身体验。

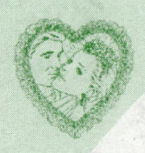

280. 性交后发现阴茎套破了怎么办?

采用了过小、过期或使用次数过多的阴茎套性交,容易发生破裂。避孕套破裂后套内储存的精液流入阴道,如女方正处在排卵期,就有可能怀孕。所以,性交时发现避孕套破了应立即采取紧急避孕措施,防止怀孕。

首先,女方立即下床下蹲,让精液从阴道内流出,然后任选一种外用避孕药(如外用避孕药膜、外用避孕药片等)放入阴道深部,以杀死存留在阴道内的精子或使其失去活力。

阴茎套破裂后最好的补救措施是服用抗孕药物。目前常用的抗孕药物为53号探亲片,它的用法是,在避孕套破裂后立即服1片(最迟不超过12小时),以后在第2、3、4天晚上再各服1片。如没有53号探亲片,也可用短效18甲避孕片,每次服2片,每日服2次,连续服2天。上述两种药物作为避孕套破裂后的补救使用,剂量都比较大,容易导致不良反应,故不宜常用。关键是防止避孕套发生破裂。

281. 什么是自然避孕法?如何应用?

"自然避孕法"从理论上讲是最好的避孕方法,因为它不需要借用或利用任何避孕药物或避孕工具,男女性爱时无拘束地自由自在地性交而不会使女方怀孕。

经过医学家们的精心研究后认为,只要夫妻在性交时做到不让精子与卵子自然相遇就可以实现自然避孕。这一方法在女性节育中称之为"安全期避孕法",换句话说,只要避开女方的"易受孕期",而在女方的"安全期"内性交,即使是大量的精子进入了女性的生殖道中,甚至顺利到达了输卵管,由于没有卵子存在,那么精

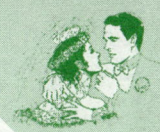

子就会自然死亡(精子离开了男性体内在女性体内的受精能力只有 72 小时左右)。

值得指出的是,由于女性除了规律性排卵外,偶尔也有意外排卵情况发生。因此,"安全期"也未必安全,"安全期"更不是"保险期"。因而,夫妻性生活还是要切实落实可靠的节育措施。

282. 体外排精避孕法如何正确操作?

"体外排精避孕法"是指夫妻双方在性交高潮即将射精时,迅速将阴茎及时从阴道中抽出来,将精液排在阴道外的避孕方法。此方法理论上可行,操作也较简单,但必须在男女双方对正常性功能有充分理解的基础上,男方具有成熟的性交经验与良好的自控能力,并且要男女互相密切配合下进行,否则会使部分精液漏在阴道内而避孕失败。但这种避孕方法对双方的性满足感都会带来一些不利的影响——无法尽"性"。

同时要指出的是,由于男方在正式射精之前,尿道内已含有少量精子的黏液流入了阴道,因此此种避孕方法的失败率较高,不提倡经常采用,只能作为临时性的,在无其他避孕措施可采用的情况下偶尔为之。

283. 会阴部尿道压迫避孕法如何正确使用?

"会阴部尿道压迫避孕法"是指在即将射精前,男方立即用右手指强有力地压迫会阴部的尿道处,阻止精液自前尿道排入女性阴道内,而迫使精液流向膀胱中,起到避孕的作用。

由于男性尿道分为前列腺部、膜部、球部与阴茎部 4 个部分组成,球部与膜部尿道是处于耻骨联合与会阴之间的,因此利用这个

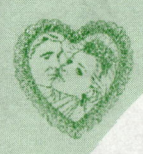

解剖特点,掌握好在性交时即将射精前用手指紧压阴囊与肛门之间的会阴部,将尿道球部与膜部向耻骨弓方向紧紧压迫,由于输精管壶腹和精囊腺汇合而成的射精管最后开口到前列腺尿道部,所以只要压迫了此关键部位,精液就无法自动从前尿道射出了。

性交后排尿时进入膀胱内的精液就连同尿液一起排出了体外。这种避孕方法虽然比较简单,但偶尔一时措手不及没有压住尿道,会造成避孕失败。而且注意在排精后阴茎必须立即从阴道中退出,以免残余精子进入了阴道中。由于此方法是精液反复逆流入膀胱之中,可能刺激膀胱颈部,发生性交后尿频现象。因此,此种避孕方法也只能作为在无避孕器具可用的情况下偶尔为之的临时性节育措施。

284. 棉酚作为男用节育药为什么还不能广泛使用?

男用口服节育药物,是医学家与科学家们重点研究的课题之一,因为人类要控制生育率与控制死亡率是同等重要的。在20世纪的五六十年代,科学家们根据产棉地区的男性生育力低下,甚至不能生育的现象,进行了深入探讨与研究。研究结果表明,是男子食用粗制棉油造成的结果,为此对粗制棉油中成分进行分析后,发现是从棉子中的一种化学成分——棉酚进入了棉油之中,被作为生活用油食用,被大量、长期使用,损伤了男子的生精功能——造成了男性不育症。因此,科学家们从棉子中提炼出了单纯棉酚。

棉酚对男性精子的发育和成熟过程有选择性抑制作用。其制剂有棉酚、醋酸棉酚和甲酸棉酚3种。用法相同,每次20毫克,每日1次,一般服药70天后即可产生节育作用。此药不良反应较小,少数人可有低血钾症状,目前尚处于试用阶段。

棉酚作为男用节育药物难以推广应用的原因除了少数服药者

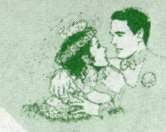

的低钾血症外,尚有部分服药者的精子生成功能恢复困难,这是不符合节育避孕药物要求的,所以目前不能大量推广应用。还有待于科学家将此两方面不良影响消除后,可望在不久的将来大量推广应用于人类。

285. 十一酸睾酮注射剂作为男用节育药为什么还不能广泛使用?

十一酸睾酮注射剂得到了世界卫生组织(WHO)的推荐,被誉为"每月一针的男用避孕药"。不过,目前正在全球进行多中心第三期临床试验,并没有最后研制成功。男性注射该药物后,黄种人的避孕率达到 90％以上,而白种人只有 60％左右。

注射该药物不足之处是不能即时起效。每月注射 1 针,连续注射 3 个月才能出现避孕效果,虽然黄种人的节育率达到 90％以上,也是不够理想的节育要求。更由于在白种人中的失败率太高,除非有较大改进,否则也难以推广应用。

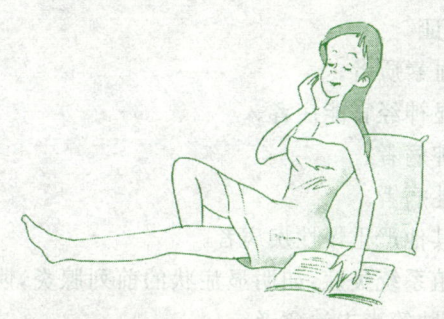

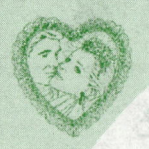

十二、男性绝育方法

286. 什么是男性绝育术？

男性绝育是指通过不同的方法与途径来控制男性终身不再生育的目的，称此类男性节育措施为男性绝育术。例如，输精管结扎术、输精管栓堵术、输精管粘堵术、输精管上夹术、输精管腔中置节育装置等，都属于男性绝育术。

287. 输精管结扎术有哪些适应证和禁忌证？

（1）适应证：已婚男性经夫妇双方同意，要求做输精管结扎术者，除外禁忌证者，均可施行输精管结扎绝育手术。

（2）禁忌证

①有出血素质者。

②有明显神经官能症者。

③有精神病者。

④有急性病者。

⑤身患其他严重慢性疾病者。

⑥有生殖系统炎症，如明显症状的前列腺炎，阴囊部有炎症、湿疹、淋巴水肿等尚未治愈者。

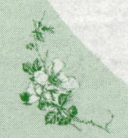

288. 输精管结扎绝育术前要做什么准备?

输精管结扎绝育的手术前准备,包括接受手术者的准备与手术者的准备两个方面。

(1)必须向受术者介绍输精管结扎术的科学知识,解除各种思想顾虑及不正确认识,增加对手术成功的信心。

(2)详细询问病史,做好全身及局部检查,必要时做其他有关检查,以决定是否宜于手术。

(3)术前常规做普鲁卡因皮试。

(4)剃去阴毛,用肥皂、温水清洗阴囊、阴茎、外阴部。

(5)接受手术者本人不要有思想上顾虑,愉快的自觉地接受手术,主动地走进医院;家属,尤其是妻子更要思想通,还要积极地支持丈夫的行动。

289. 你了解输精管结扎的手术步骤吗?

输精管结扎手术是一种简单的小手术,现简介如下。

(1)手术者应穿清洁工作衣,戴帽子、口罩,刷手及戴无菌手套。

(2)手术野用 1:1000 温新洁尔灭溶液擦洗 5 分钟(禁用碘酒消毒阴囊皮肤)。如用 75% 酒精或 1:1000 硫柳汞酊消毒,因对阴囊皮肤刺激性较大,宜事先向受术者说明。

(3)铺无菌洞巾。

(4)手术者用手指将输精管固定于皮下。

(5)用 1‰~2‰ 的普鲁卡因行局部浸润麻醉(术前皮试,若阳性者禁用)。

(6)用锐器(刀尖或尖头蚊式钳)在固定输精管处的阴囊皮肤上作小口,直达输精管鞘膜。

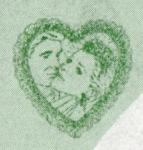

（7）提起输精管,剥离其鞘膜,仔细游离输精管 1～1.5 厘米。

（8）可穿刺输精管尽可能向远睾端输精管和精囊内灌注杀精子药液。

（9）用止血钳轻轻压挫输精管拟结扎处,用 1 号丝线结扎,切除 0.5～1 厘米,消毒断端(可以将远睾端包埋于精索筋膜内)。

（10）检查无出血后,将输精管复位,对合皮肤裂口,可不缝合。

（11）用同法进行对侧输精管结扎术。

（12）创面覆盖无菌纱布后以胶布固定。

从上述的手术步骤可以看出,输精管结扎术既不要进入腹腔,也不会影响输精管周围的组织与器官功能。因此,与女性输卵管结扎术相比较,既简单又安全,是值得提倡的绝育手术之一。

290. 输精管结扎术的优点是什么？

输精管结扎术也称为男性"绝育术",被认为是男子一劳永逸的节育方法。此方法是男性节育的可靠方法,手术操作很容易,时间短,不需住院。术后不影响睾丸功能及身体健康和正常劳动,也不会影响性生活。此方法的优点概括如下:

（1）避孕效果好,失败率仅为 0.1％左右。

（2）手术操作简便,创伤小,安全,术后并发症少。

（3）手术费用低,时间短,全过程只需 15 分钟左右。

（4）输精管绝育术不影响性功能。

（5）是一种永久性的节育措施。

（6）具有一定的可复性,在必要时可以进行输精管吻合术。也就是说当子女发生了意外,当需要再生育时,可以行输精管吻合术,复通率可以达到 90％以上。

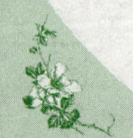

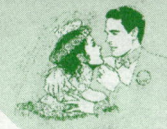

291. 输精管结扎绝育术后应注意些什么？

（1）手术后休息观察 2 小时，检查局部无异常，方可离去。

（2）手术后 7 天内注意休息，避免房事、重体力劳动和剧烈运动，如长途行走、骑车、打球、挑担等。

（3）有伤口出血、阴囊肿大或发热时必须及时就诊。

（4）若手术中未做杀精药液灌注者，注意残余精子再育，术后至少需继续避孕 3 个月或排精 12 次以上；最好经精液检查证实已无精子后，再停用避孕措施。

（5）关心受术者的健康，定期进行随访，发现问题积极处理。

292. 什么是直视钳穿法输精管结扎术？

直视钳穿法输精管结扎术是输精管结扎绝育术中的一种手术方式，也是比较实用而简单的手术方式。由于此方法简便、安全、高效、经济、易于普及推广。

直视钳穿法输精管结扎术是手术者在手术时，用一种特制的输精管皮外固定钳，将输精管连同被绷紧的阴囊皮肤套入钳圈内，固定在阴囊皮下。再用很锐的输精管分离钳，在输精管最突出部分穿入阴囊皮肤直至输精管腔，一次分开阴囊皮肤及输精管壁，直视下将暴露的输精管提出，分离并结扎，两残端分层隔离。由于伤口小，故不必缝合，盖以灭菌小敷料或创可贴即可（图 18）。

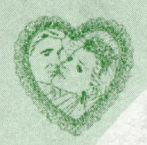

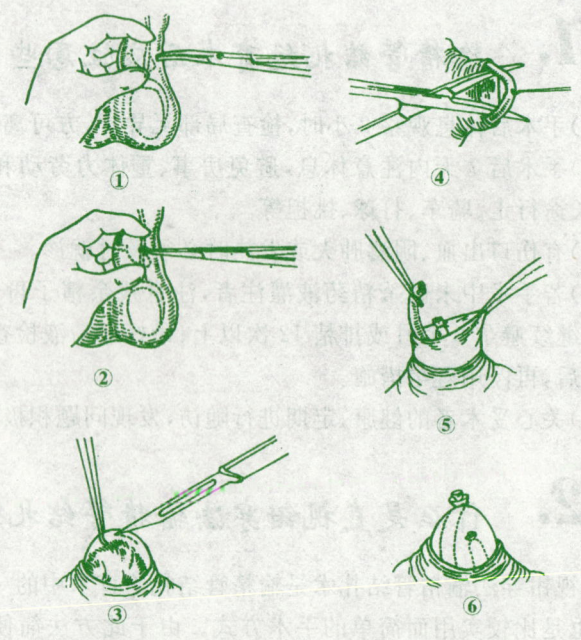

图 18　直视钳穿输精管结扎术示意图
①尖头分离钳平行分离　②输精管固定钳夹持输精管
③纵行切开输精管被膜直达管壁　④提钩提出输精管
⑤蚊式钳提起精索筋使附睾端输精管退缩
⑥精囊端输精管残端固定在精索筋膜外

293. 直视钳穿法输精管结扎术的优点是什么？

直视钳穿法进行输精管结扎，较传统的输精管结扎有许多优点：①只在阴囊壁中线肉眼可见的无血管区做一穿刺口，并在直视下提出输精管，分离并结扎。这样做创伤小，安全性高，大大减少

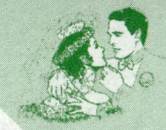

了术后并发症与合并症。②简化了手术步骤和医疗器械。③缩短了手术时间。④减少了出血量。⑤伤口恢复快,且不留明显瘢痕。

294. 什么是针头固定小切口法输精管结扎术?

针头固定小切口法输精管结扎术是输精管结扎术方式之一。是手术者用左手拇指与示指固定输精管,右手用注射局麻药物的注射针刺入输精管一侧皮下做浸润麻醉,针尖指向输精管下方,边浸润、边穿透,将输精管置于注射针头上,然后针头穿过对侧皮肤,固定输精管于注射针上,避免输精管滑脱或滑动,有利于操作。正由于输精管被牢牢地固定在注射针上,突出于手术视野下,只需做一个小小的切口就能充分地显露输精管了,因此,手术切口较小。对输精管的处理方法与前述结扎方法一致。此法的优点是输精管固定牢固,手术切口小,便于操作。

295. 什么是线穿法输精管结扎术?

线穿法输精管结扎术也是输精管结扎术的方式之一。手术者用左手拇指、示指将输精管固定在阴囊皮下表浅处,右手注射麻药的针头刺入,紧贴输精管下方做浸润麻醉,并从对侧阴囊皮肤穿出。再将带有粗丝线的中号直圆针插入麻醉针孔内,针头退出,将丝线的线尾部分置于输精管下方,再将圆针从原穿孔中刺回,从输精管上方通过,自原孔穿出,将粗丝线两端拉紧,阴囊皮肤会出现一个小裂口,并且输精管从裂口中显露出来,切开输精管外膜,挑出输精管进行分离结扎。此法优点是损伤小,便于操作,恢复快。

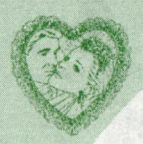

296. 什么是针挑法输精管结扎术？

针挑法输精管结扎术是输精管结扎方法之一，手术者左手拇、食两指将输精管固定在阴囊皮下，局麻后，用尖头刀片直接刺到输精管，用蚊式钳子游离输精管，再用 8 号注射针头紧贴输精管下方刺入，挑出输精管，松开固定的手指。纵行切开输精管外膜，用另一枚 8 号针穿过输精管壁，挑出并分离输精管进行结扎。此方法与针头固定小切口法输精管结扎术基本一致，其优点也相近似。

297. 输精管结扎时精囊灌注有何优、缺点？

在输精管结扎术中用杀精子溶液做精囊灌注，具有杀死精子和冲洗精道的双重作用，可以加速精道内精子的消亡，缩短手术后避孕的时间。

有学者曾用赛罗卡因做精囊灌注试验，手术后 4 天，86％的受试者精液中无活精子，6 周时 100％的受灌注者无活动精子。而对照组在术后 10 周内仍有活动精子。目前临床上常用 0.01％醋酸苯汞或 1/3000 新洁尔灭 5 毫升，缓慢匀速注入精囊端输精管内，以便及时性杀死残留精子。

值得指出的是，有可能因精囊灌注引起感染或组织损伤，所以要严格无菌操作，用药量也要因人而异，达到恰到好处。也可能因灌注引起一过性血尿现象，只要妥善处理，不会有什么不良影响。

298. 输精管结扎术残端处理方法知多少？

输精管结扎术的成功率与输精管残端的处理是否科学与合理

有很大关系,所以学者们对残端的处理方法进行了研究与改进,努力提高绝育效果。封闭输精管残端的方法较多,现将有关处理方法简介如下。

(1)单纯结扎法:将输精管切除一小段后,对两个断端进行分开结扎,不做其他处理。方法简单,操作容易,但有再通的可能性。

(2)分层隔离法:将输精管切除一小段后,结扎两断端,将附睾端包埋于精索膜内,精囊端的输精管断端留在精索膜外。此方法效果可靠性高,复通可能性极小。但操作较复杂,需要熟练技巧。

(3)断端反折法:将输精管切除一小段后,两个断端或一个断端反折结扎,另一端单纯结扎。此方法因为反折结扎的"结节"较大,受术者有时可能自行触及此结节而产生不良反应,不宜提倡。

(4)交叉重叠法:切断输精管后,将附睾端输精管上提,精囊端下牵,使两个断端重叠一小段,然后一并结扎。该方法也会造成结扎"结节"较大,还有可能因为结扎线过紧而勒破输精管造成再通的可能性,不宜推荐。

(5)附睾端开放法:将输精管切除一小段后,只结扎精囊端输精管,附睾端旷置,两断端间用或不用精索筋膜隔离开均可。此方法因为附睾端旷置,精液与精子自行流入组织中形成精子肉芽肿几率大大增加,不值得推广应用。

(6)两个精囊端合并法:切断输精管后,附睾端开放,而将左右两个精囊端的输精管断端合并结扎。因为结扎"结节"较大,给受术者心理上造成不良影响,不宜提倡。

(7)输精管隔离法:将输精管切除一小段后,两个断端均不结扎,让其自然回缩,结扎输精管被膜,使两个断端隔离开来。此方法是结扎断端,手术部位无结节,手术部位保持与术前相似。但如果对输精管被膜结扎的力度不合适,则复通率会大大增加。

(8)附睾端悬吊法:切断输精管后,精囊端用止血钳压榨而不结扎,附睾端游离2厘米,用小圆针穿0号丝线,由管腔向管壁缝

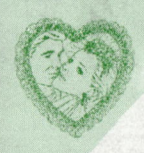

一针,穿过阴囊肉膜打结,使该断端固定在肉膜上。此方法操作较复杂,悬吊的输精管断端也有可能脱落等变化,不值得提倡。

(9)残端分层缝合法:切断输精管约2厘米后,将输精管两个残端分层分开缝合。由于将输精管的两个断端分层隔开缝合,使"牛郎织女"不相会,应该说效果更理想。

(10)不切断结扎法:游离输精管后,在拟结扎的三处位置上用止血钳压挫后,再用4号丝线结扎,而不切除或剪断。此方法简单,但因结扎处较多,也可能会产生勒破或线切割等意外情况,不宜推荐此法。

(11)电凝法:切断或切除一段输精管,将电灼器的针状电极插入断端管腔内2厘米左右,再边放电边退出电极。此方法需要专用设备,增加负担,不宜提倡。

(12)石炭酸烧灼法:将输精管切除一小段后,用石炭酸、95%酒精和生理盐水依次烧灼和清洗两个断端,使断端在化学作用下自动闭合。此方法影响因素较多,或有可能烧伤其他组织,不宜推广应用。

值得指出的是,结扎线不论是采取可吸收的铬制肠线还是非吸收性材料(包括丝、棉、及麻质缝线等),任何缝线结扎输精管时所用的力度都要恰到好处,既不能过松使输精管腔闭合不全,也不能过紧,以致勒破了输精管,导致精子外漏形成精子肉芽肿,促使小管再通。

299. 什么是经皮输精管注射粘堵术?

经皮输精管注射粘堵术是手术者采用经阴囊皮肤行输精管注射粘堵的绝育方法,是用注射针头经阴囊皮肤直接穿刺输精管至管腔,将粘堵剂注入输精管腔内,造成管腔闭塞以阻止精子排出,达到永久节育目的。

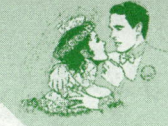

此方法也可以算是一种非手术的男性绝育方法。所用的粘堵剂是石炭酸和 α 氰基丙烯酸正丁酯混合液,对人体无毒、无害,有很好的粘堵性能。此方法不切开阴囊皮肤,也不游离、切断、结扎输精管,从而减少了因组织损伤和惧怕手术的心理障碍所致的术后并发症。经多年临床研究证明此法节育效果可靠,术后 1 年精子消失率可达 95% 以上。采用此方法时,穿刺输精管的准确性、注药是否足量、阻塞长度的控制、药物质量的稳定等因素都会直接影响其节育效果。由于"打一针"就能绝育,因此输精管粘堵术易被人们所接受(图 19)。

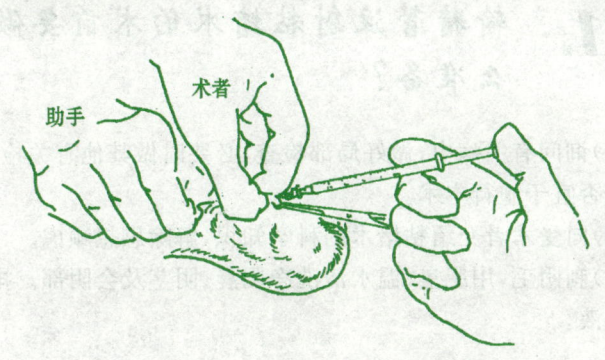

图 19 输精管粘堵术示意图

300. 输精管注射粘堵术有哪些适应证与禁忌证?

输精管注射粘堵剂绝育术是我国学者首创的,尤其是在我国人口最多的省——四川省的人口控制中起了巨大作用。因此,该省也是全国进行输精管注射粘堵剂绝育术对象最多的省份,也是技术应用最好的省份,并且向全国推广了他们的经验。

(1)适应证:凡已婚男子,为实行计划生育,经夫妇双方同意,

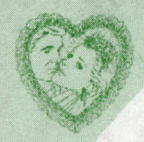

均可施行输精管注射粘堵剂绝育术。

(2)禁忌证

①有出血素质、严重神经官能症、精神病或其他严重慢性病者,应改用其他有效节育措施。

②有急性病、生殖系统炎症、阴囊部炎症、湿疹、淋巴水肿、严重精索静脉曲张等情况者,应待治愈后施行。

③因输精管与精索粘连、患精索鞘膜积液或腹股沟斜疝等原因,不能将输精管单独固定在皮下者,应改做结扎术。

301. 输精管注射粘堵术的术前要做什么准备?

(1)询问有关病史,做好局部检查,必要时做其他有关检查,以决定是否宜于施行本术。

(2)向受术者介绍粘堵术的科学知识,解除思想顾虑。

(3)剃阴毛,用肥皂、温水清洗净阴囊、阴茎及会阴部。排空膀胱内尿液。

302. 输精管注射粘堵术后注意些什么?

(1)受术者留下观察 1 小时,检查局部无肿胀、出血等异常情况后,方可离去。

(2)受术者在接受输精管注射术后休息 7 天;避免骑车、长途行走、剧烈运动及体力劳动等。

(3)如有阴囊肿大或针孔出血等情况时,应及时就诊。

(4)受术者在第 5 天,到当地医院由医生除去敷料。若有问题,应及时处理。

(5)3 周内避免性生活。

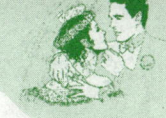
303. 什么是输精管栓堵绝育术?

"输精管栓堵术"是指将预先制备好了的"输精管栓子"——特殊材料制成的形状酷似子弹头形状的小型栓子,经过手术方法,将这种特制的"输精管栓子"放置于输精管腔中,使输精管腔完全被阻塞,精子无法被输送出去,从而达到节育的目的。

目前采用聚氨酯弹性体(MPU)为栓堵材料注入输精管腔后形成栓子。迄今为止,临床已应用 30 余万例,术后 1 年的精子消失率为 88.3%,可能由于栓子大小的选择与输精管腔的匹配有一定的差距所致,还得不断改进与完善。

1990 年,山西省赵生才教授发明使用氨基甲酸乙酯作可复性输精管经皮穿刺注射栓堵塞法获得成功,这是一种非手术、可复性的长期节育方法,具有安全、高效、方便、经济等优点。

304. 输精管栓堵绝育术的优点是什么?

这种绝育方法的优点是一劳永逸的节育方法,不结扎输精管,也不必切除一段输精管,保持输精管的完整性与连续性。更重要的是,在需要恢复生育时,只要用手术方法将输精管栓子取出就可以顺利地恢复生育功能。对于受术者心理上易于承受,可接受性高,并发症相对较少。

305. 什么是输精管管腔装置节育方法?

医学家们根据子宫腔内可以放置节育装置得到启发,输精管也是一个空腔器官,因此考虑在输精管管腔内也设计一种节育装置。输精管管腔内放置节育装置节育的方法也称为"输精管填塞

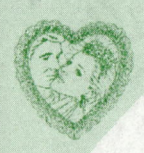

节育方法"。它是指采用一些材料,如丝线、铜丝、尼龙丝等,通过手术直接插入输精管管腔内或靠穿针引线的办法引进输精管管腔内,填塞管腔不让精子通过而节育的方法。但有精子仍能通过填塞物边缘被排出体外等缺点。

306. 什么是输精管管腔外加压闭塞法?

通过物理作用,在输精管管腔外人为地加用一种具有弹力作用的特制物体压迫输精管管腔,使管腔闭合阻止精子通过而节育称为输精管管腔外加压闭塞绝育方法。主要有输精管钽夹、银夹、钛夹等。有资料报道,钛片环夹术节育有效率达 99.9%,痛性结节发生率为 0.02%。但由于手术操作复杂,而且夹子有滑脱与移位的可能性,因此推广应用有一定困难。

307. 国内目前常用的男性绝育方法有哪些?

男性绝育是通过手术或非手术途径,阻断或堵塞输精管以阻止精子的排出,达到永久节育的目的。此类绝育方法总起来说是安全、有效、长效、简便的。在国内外影响较大的男性绝育方法,且临床上常用的方法包括:输精管结扎术、输精管粘堵术、输精管栓塞术、输精管夹绝育术等。

308. 为什么输精管绝育术后还要避孕2 个月以上?

当王强到乡镇医院做了输精管结扎手术时,在要离开医院时,手术医生李大夫笑着对他说:"回家以后别性急同房,若同房还得避孕,至少两个半月。"谁知王强回到家里,根本就没有把医生的话当成一回事,心想已经结扎了,还会有啥问题? 没多久就和妻子过性生活,结果妻子还是怀孕了。王强满头雾水,后悔不已。

输精管结扎与粘堵术就是要阻断睾丸至阴茎的输精管道,使精子被截留在被阻断的输精管的近侧端内,这样,男子就变成不育了。手术后的男子照常产生精子,但无法排出;所产生的精子在体内分解并被吸收了。然而,男子接受了输精管切除术后的数周以至数月还是仍然可以有致孕能力的。这是因为在他的生殖道被阻断处的前面部分中(包括前段输精管、精囊腺、尿道球腺等部位)还"存有"少量精子仍然具有授精可能性;这与妇女是不同的,妇女每月仅排一次(一般 1 个)成熟卵子,一旦结扎了输卵管马上就不育(因为卵子根本无法通过输卵管的阻断处)。

309. 输精管绝育术后有哪些注意事项?

输精管绝育术无论采用结扎术、粘堵术或栓堵术,术后均可能发生这种或那种问题,故在术前即应向受术者交待清楚,使其心中有数,从而取得密切配合。受术者对术后出现的暂时性问题能随时间延长而消失,思想上不必有过多的顾虑;而有些异常情况则应及时就诊,及早解决。受术者应特别注意的事项如下:

(1)应严格遵照医生的嘱咐,术后观察 1～2 小时。粘堵术或栓堵术一般观察 1 小时;而结扎术需要观察 2 小时。经检查手术局部无肿胀或出血时,才可离去。

(2)回家后,按医嘱服用适量的消炎药物及做好术后随诊。一旦发现伤口出血,阴囊胀痛、肿大或淤血,以及发热等均为异常情况,应及时就诊。伤口轻度疼痛则为正常现象。

(3)输精管结扎术后休息 1 周,半月内忌房事,避免重体力劳动和剧烈运动,如骑车、打球、赛跑、挑担等。

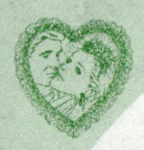

(4)术中未做精囊灌注者,术后精子可残留长达3个月之久,故仍应坚持避孕,可每1~2个月监测精液1次(做精液化验分析无精子),直到确认无精子时方可停止避孕。即使曾行精囊灌注者,术后也应监测精液,确认无活动精子时方可停止避孕。

(5)输精管结扎术后开始恢复性生活时,手术局部可能感到有些疼痛或不适,此乃常见的情况,并非异常,不可有过重的思想负担。手术1个月后,若局部仍有疼痛或肿胀时则应就诊,以便及时解决。

310. 为什么要提倡男性绝育术?

在男女绝育手术中,医务工作者经过多年的临床经验,普遍认为,虽然女性输卵管结扎术是简单而又好处很多的节育措施,但是与男性绝育术相比,男性的输精管结扎术更为简单、方便、安全、可靠。那些认为男性输精管结扎会大伤"元气",家庭不能没有"男子汉"支撑的偏见是错误的。目前,我国以女性输卵管结扎为多,就是由于这种思想在作怪,并不是因为女性输卵管结扎比男性输精管结扎好。因此,我们要树立科学的观点,提倡男性绝育术。

首先,输精管结扎手术简单,它位于阴囊皮下,位置表浅,容易钩到,误扎可能性小或几乎不会出现误扎情况;再者,输精管附近没有重要脏器、血管、神经,不易误伤。另外,切口小,不进入腹腔,无明显疼痛出血,缝针少或无需缝针。术后休息1~2小时即可回家,第二天后可照常工作。

其次,输精管结扎后不留任何后遗症,不影响体力和性功能;同时,男性一般思想开朗,性格爽快,不多疑多虑,因此心理因素的影响比女性小。但是,就我国目前的国情来看,男性结扎必须在夫妇充分理解手术的原理和过程,完全自愿下进行为宜。否则,会造成较大的心理压力。

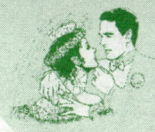

311. 输精管结扎术后会发生再孕吗？

世界上没有任何绝对的事物，输精管绝育术也不例外。就输精管结扎术而言，从理论上来说，只要手术医生认真细致操作，严格按照《计划生育手术常规》进行，应该说是有保障的绝育方法。但是，人体是活的机体，而且，每个人还有一定变异等因素，输精管结扎术仍存在极低的失败率。请看下面的例子。

2007 年 12 月 13 日，《武汉晚报》以醒目的大标题在第一版报道："丈夫结扎后妻子怀孕了——亲子鉴定破'奇案'：丈夫结扎不扎实 险些冤枉清白妻。"介绍了一对夫妻计划生育（男性输精管结扎术）后的意外怀孕情况。现摘录如下：

"昨日，武汉大学中南医院亲子鉴定中心为一名蒙冤妇女'平反'：尽管丈夫结扎了双侧输精管，意外怀孕的妻子仍是身家清白。这名蒙冤妇女年近 40 岁，来自邻省，夫妻双方均为高收入白领，曾经十分恩爱。8 年前，他们生育一女。女儿 3 岁时，妻子准备采取节育手术。丈夫心疼妻子工作忙、身体弱，主动要求给自己做节育手术。丈夫结扎 5 年来，夫妻感情稳定，家庭和美。

令人意想不到的是，3 个月前，妻子竟怀孕了。尽管妻子一再表明自己清白，但恼怒的丈夫还是执意准备离婚。最后双方闹上了法院。

受法院委托，武汉大学中南医院亲子鉴定中心对胎儿进行了亲子鉴定。亲子鉴定结果证实，该胎儿 99.99% 与结扎男子有血亲关系。

该院著名泌尿男科专家郑教授指出，规范的男性节育手术，应截取部分输精管并丢弃，从而使输精管完全离断。而不规范的输精管结扎术，只是单纯结扎而未离断，输精管就存在微乎其微的再通可能性。而这种情形，在临床上并不罕见。"

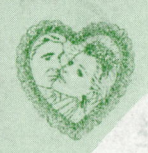

笔者年轻时曾积极地投身于计划生育技术工作,所做的输精管结扎术数以百计,尚未发生再通情况。但笔者也参加过多次"输精管结扎术后再通鉴定会",从中受到一些启示:第一,手术医生的责任感与技术熟练程度是十分重要的。医生要将此类"小手术"当"大手术"一样对待,一丝不苟地按照《计划生育手术常规》的要求完成。第二,医生要将接诊的第 100 个对象,仍然作为"第 1 个"结扎对象来对待。第三,作为节育对象一定要与医生很好的配合,才能保证手术质量。例如,有的节育对象在手术时不配合,甚至吵闹等,是会影响手术操作及手术质量的。第四,从科学的角度来说,个别人的再生能力特强,也有使结扎的输精管再通或产生"旁支"后精子经此渠道排出的可能性。

312. 输精管结扎后能再接通吗?

在显微外科技术充分发展的条件下,断指再植中比输精管细得多的血管、神经都能接通,因此,接通输精管理应不在话下。

当然事情并不如此简单,输精管吻合术的诞生比输精管结扎术晚了半个世纪。由于输精管的管腔只有半毫米左右,而整个管子却有 2~3 毫米粗,所以,难免会发生对接不准、吻合口狭窄的情况。为了克服这一困难,医生们在管腔内放上一根羊肠线或尼龙线等做支架,术后十天再拔掉支架,以确保输精管接通。自 1976年以来,应用显微外科技术进行输精管吻合术,就不再主张使用支架物了。因为显微镜下视野很清晰,黏膜能很好对合,缝合技术也很完善,所以不用支架也能使输精管管腔通畅吻合。显微外科技术使输精管吻合术的成功率由原来的 55% 提高到 95% 以上。

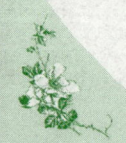

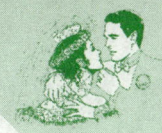

313. 影响输精管吻合术成功的因素有哪些？

影响输精管吻合术成功的因素很多,概括起来包括以下几点:

(1)结扎术与吻合术的间隔时间:一般来说,结扎术后 10 年内吻合效果较好。时间越久,吻合效果越差。

(2)结扎术后是否形成精液囊肿:临床研究表明,精液囊肿是否出现与吻合术效果有关。这是因为发生精液囊肿后,可减低输精管、附睾和睾丸内的压力,从而对睾丸的损伤较小,这样,吻合术后精子形态大多数正常,所以手术成功率也较高。而未发生精液囊肿的人则相反,正常精子较少,即使达到准确的吻合,也往往仍无生育力。

(3)自身免疫反应的发生情况:曾发现过输精管阻塞后会产生抗精子抗体,这些抗体能凝集自身精子,或使精子失去活动能力。大量研究表明,输精管结扎术后有 $50\%\sim70\%$ 的人血中产生这种抗精子抗体,它与生育力降低有一定关系。虽然在具有正常生育力的男子体内也可能发现这种抗体,但这种抗体在生育力低下和已结扎的男子体内出现的可能性更大。如果术前血清精子凝集素浓度较高,因此术后几个月必须检查抗体。如果精液中发现抗体,妻子并未生育的话,那么应及早考虑子宫内受精或进行免疫抑制治疗等措施。但是,有些人虽然具有抗体,在吻合术后仍然能使妻子受孕的情况也是常有的。

(4)吻合术的技术因素:手术中有一些技术细节对吻合术的成功很有意义。比如,输精管近端管腔(接近附睾部分)由于输精管内压大而变得较粗,而远端管腔(远离附睾部分)较细,二者可相差 1 倍或更大。术中可用塑料管、镊子等轻轻将远端管腔扩张后再行吻合。这样可以减少两端吻合压力,缩短手术时间,减少吻合时

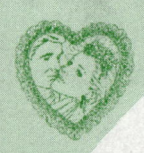

的缝针数。如存在直径 0.8 厘米以上的痛性结节,应予切除。为了减少术后不良反应,还要进行严格止血,最好采用电凝止血。如果原来的结节小,不痛,可以不切除,以减少组织反应,有利于吻合口的愈合。

手术医生的技术熟练程度起着关键性作用,显微外科操作应能获得相当高的解剖复通率。复通术时应切掉结扎结节,近附睾端横切,远附睾端略斜切,以使管腔大小相当。检查近附睾端有无精液流出,并检查精子及存活情况。若按摩后仍无精液流出,说明有附睾阻塞等问题,不予吻合。此外,还应证实远侧通畅。两断端剥离 0.5~1 厘米,过长容易损伤血管,然后对合整齐,不能扭曲,用 7~9 个 0 号无损伤线全层间断缝合,减张固定,保证血运良好是成功的关键。

需要注意的是,进行输精管结扎术时应至少离附睾尾 3 厘米,太近时输精管较细,将来不好复通。手术时就应为将来一旦需做复通术创造条件。

(5)输精管神经损伤:研究表明,在正常情况下射出的精子有 70％来自近附睾端的输精管和附睾,靠输精管一系列的蠕动波把精子向外输送,混入精液中。如果在结扎术或吻合术时损伤了输精管的神经,那么即使达到解剖上的复通,精子也不能顺利地向外输送,因而仍然难以达到复孕的目的。

314. 如何判断输精管吻合术是否成功?

判断输精管吻合手术是否成功有两种标准:

(1)以精液中精子的重现数量、活动力、形态、精液量等作为成功与否的标准。这是比较容易检验的标准,只要将做了输精管吻合术者几天后排出的精液化验检查是否有精子存在,就可做出结论。

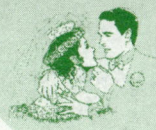

(2)以妻子的受孕情况作为判断输精管吻合术是否成功的标准。显然这条标准更为合理。通常,在术后1~2个月内精子数目逐渐增加,3~6月,新产生的精子重新出现,精液检查趋于正常。妊娠一般发生在吻合术后8~12个月,有的竟早至2个月。用这个标准来判断输精管吻合术成功与否也过于"严格",因为女方是否怀孕,不仅仅取决于男方是否有精子,还受女方诸多因素的影响。所以,临床上常常以精液化验检查——出现精子则可判断输精管吻合术成功了。

315. 输精管结扎后对性生活有无影响?

输精管结扎或输精管堵塞术后可达到绝育作用,只是将输送精子的管道——男子输精管切断、结扎、堵塞,达到永久节育的目的,而不损伤其他性器官与附性器官。男性输精管结扎手术比女性输卵管结扎手术简便、切口小、痛苦少。它与社会上误传的"阉割"是根本不同的两码事。

阉割指的是把睾丸割掉,旧社会的太监,就是被阉割的,因而没有性欲和性能力,更不会有生育能力。男性输精管结扎对神经系统、心理活动和睾丸内分泌都没有影响。所以,术后是不会影响正常性生活的。有极少数男子在输精管结扎术后一时性欲下降,主要是对手术有顾虑,产生精神负担,认为自己"去势"了,"那个"没"能力"了。因此,出现暂时性的性欲淡漠。只要对男性输精管结扎有正确的、科学的认识,自然会消除这种不切实际的顾虑,性生活会一如既往。

男子的性生活包括性欲、勃起、射精、快感等几个过程。这些性活动主要受神经系统和睾丸产生的激素及心理状态等方面影响和支配。只要神经系统和睾丸内分泌的功能正常,心理活动正常,性生活就自然正常。

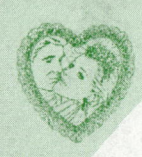

绝大多数的男子都关心自己的性能力,那些接受了输精管绝育术的男子当然也不例外!男人们问得最多的问题之一就是:"这个手术会影响我的性生活吗?"可惜,回答起来也并不是一两句话就可以的。对这个问题,人们曾作过大量的调查,似乎结论都基本一致——手术前性生活满意的男子手术后极少会有什么问题,但那些先前有性障碍问题的男子在手术后则可能也有问题。输精管绝育术对男子的性器官在体质上不会有任何损害,只是输送精子的管道被阻断了,这根本不触及阴茎勃起的机制。所以,要是某一男子在术后变成阳痿的话,那就必然是出于心因性原因,而绝不会是身体本身的器质性原因。

因为男性绝育术只是将输送精子的输精管给予阻断,从而阻止精子射入阴道,对睾丸没有丝毫损害,雄激素照常产生与分泌量基本正常。绝育术后,性交仍有正常射精过程,男性与女性都能同样感受到射精快感,只是精液里不含精子。虽然睾丸产生精子的功能不受影响,但是睾丸与附睾仍然具有正常吸收精子能力,睾丸更不会因为精子积聚过多而受损害。既然睾丸没有丝毫损害,那么它所分泌的性激素必然与正常人一样,同样可以维持男子正常性功能和男性第二性征。

如果有的人行结扎术后,感到性功能减退,那绝大多数是由于心理因素所致。当然也要考虑到某些男性的年龄因素,他们有的本身结扎时可能年龄就较大,更多的人是随着输精管结扎时间的延长,年龄越来越大,有时往往将自己的性能力与中青年时期相比较,这是不正确的。因为中青年时期性能力处于高峰期,年龄增加,性能力会自然下降,这在性医学上称为"增龄现象",也就是说,一个人的性能力是与年龄呈现出"负相关"的,即年龄越高性能力越弱。还有的输精管结扎对象将自己的性能力与其他男性相比较,这也是不合适的,因为每个人的体质、精神心理、营养条件、工作压力、受教育程度、家庭环境、夫妻感情、子女状况等因素是存在

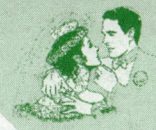

许多差别的,而性能力正好会受到多种因素的影响。因此,把自己的性功能与他人相比较也是不科学的。

316. 输精管绝育术后生精功能还正常吗?

到医院做输精管结扎或粘堵手术的人,常常问医生,结扎后生精功能还会正常吗?精子不能排出体外,会不会影响身体健康?实验证实,如果把联络睾丸与附睾的十来条睾丸输出小管结扎掉,睾丸第二天就可能肿胀,因为睾丸分泌物无法吸收。但输精管结扎术后,睾丸分泌物和精子要经过附睾的 6 米多长的细管,在这段路程上,睾丸分泌的液体 99% 以上被附睾管上皮细胞重新吸收了。只剩下浓缩的精子,积聚在附睾内,被逐渐分解吸收。因为在结扎之前的正常情况下,经附睾输精管排出的精子只不过是其中一小部分,绝大多数都在附睾中死亡而被重吸收。输精管结扎或堵塞后精子全部排不出去了,附睾完全有能力把积聚的精子吸收掉,不断维持附睾内的动态平衡,所以不会把睾丸憋坏。偶尔有极少数人因为精子产生多、吸收少,使附睾管扩张,精液积在附睾内造成附睾淤积症。附睾淤积症的发病原因可能是术后附睾炎、附睾血液供应障碍影响其吸收功能,再加上术后性功能亢进,而排入附睾的精子和睾网液增加,使附睾负荷加大。这时病人可以摸到单侧或双侧附睾肿块;阴囊下坠和胀痛,并向精索、腹股沟放射;性交后或劳动后加重。这是精子不能排出体外造成的不良反应之一,病人多半有手术感染或生殖系统感染史。可通过超声波、理疗、热水浴等治疗措施使症状得到缓解。

综上所述,输精管绝育术后,睾丸产生精子的功能是正常的。

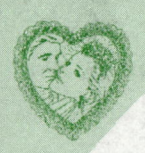

317. 输精管绝育术后出血或血肿有哪些临床表现及防治措施？

阴囊部位的血液循环十分丰富，结缔组织疏松，手术中损伤了血管或止血不彻底均可导致术后出血或发生血肿。这是输精管绝育术的一种近期并发症，一般多发生于术后 24 小时内。出血若能从切口或穿刺孔流出者为外出血，容易被受术者发现，从而得到及时处理；出血滞留在组织内，往往难以发现，出血缓慢者更不容易引起注意。常见的出血或血肿的临床表现如下：

（1）阴囊出血或血肿：阴囊出血是阴囊皮下小血管断裂或切口止血不彻底而发生的渗血浸入皮下组织所致。开始时皮下淤斑呈紫红色，尔后转为青紫色，此种出血量较少。由于常伴有切口的出血，容易被受术者发现而就医。阴囊血肿多是较大的血管断裂引起，多发生于输精管结扎术后。最常见的是输精管动脉破裂，术中止血又不彻底所致。由于出血量较多，速度较快，大都能在术后 2 小时的观察过程中被医务人员发现。受术者可感觉阴囊胀痛，检查时发现阴囊部有肿块或阴囊增大，皮肤可呈青紫色，重者阴茎、会阴或腹股沟等处也可出现皮下淤血、肿胀。若出血量多又未及时发现时可引起休克，表现为面色苍白、出冷汗、心悸、口渴、表情淡漠、脉搏快而弱及血压下降等。

（2）精索血肿：多因输精管断端及其周围组织中的细小血管损伤，渗血积存于精索的鞘膜内，形成局限性、张力较高的梭形肿块，边界常较清楚，表面光滑，有轻度压痛，并可随精索而活动。部分病例亦可同时伴有阴囊皮肤的淤血。

（3）预防重于治疗：发生出血或血肿，重者需再次手术结扎出血的血管；轻者也将延迟手术后康复时间；还易并发感染，形成粘连，给受术者带来痛苦。因此，应强调以预防为主，即术前严格掌

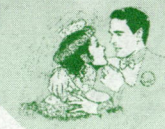

握手术的适应证与禁忌证；术中操作仔细，止血彻底，则这类并发症是可以避免的。还要向受术者交待正常手术后恢复的过程，一旦出现异常现象，便能及时察觉就医；医务人员则应认真负责地观察术后2小时的反应。有助于及早发现异常，及早处理，从而减轻其危害性。

318. 输精管结扎术后如何预防感染？

感染是输精管结扎术的近期并发症之一。输精管结扎术后的感染是因手术引起阴囊皮肤切口、精索或生殖道（附睾、输精管、前列腺、精囊腺）等部位炎症所致。在阴囊皮肤或皮下组织局部可出现水肿、疼痛，甚至化脓现象；精索炎时可使腹股沟、下腹部或下腰部疼痛，精索增粗，触痛明显；如炎症波及附睾，会出现阴囊红肿、坠痛、全身发热、附睾局部压痛明显；如前列腺、精囊腺感染发炎，则可出现下腹部、会阴部及肛门等处疼痛不适，并出现尿频、尿急、尿不尽等现象，重者还可出现排尿困难等症状，需及时到施术单位请医师治疗处理。

输精管结扎术的感染现象是可以避免的，重要的是受术者在术前有良好的卫生习惯，没有潜在的感染情况，体温在37.5℃以下。施行手术的医生要进行严格的消毒，严格无菌操作。术后受术者密切与医生配合，保持手术部位的干燥与卫生，一般不会发生因输精管结扎术而造成感染的。

319. 输精管绝育术后如何防治远期并发症？

（1）痛性结节：输精管结扎术后6个月，手术部位疼痛，并有明显结节可触摸到且压痛，甚至放射到腹股沟区、下腹部及腰骶部等

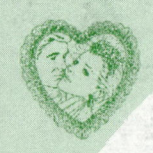

均有疼痛感者,称为结扎术后"痛性结节"。痛性结节的诊断是以结节疼痛为主,并不以结节的大小为诊断依据。痛性结节应与精索炎和附睾炎相鉴别。

①治疗方法

●局部封闭疗法:常用药物配方为庆大霉素4万单位,醋酸强的松龙12.5毫克,1%普鲁卡因3毫升,糜蛋白酶5毫克混合后进行痛性结节区的局部注射封闭。每周1次,3~5次为1个疗程。

●手术切除:痛性结节经各种保守疗法后无效者,在炎症控制后可做结节切除。

②预防措施。痛性结节一般来说是可以避免发生的。

●对有生殖道慢性炎症者不宜手术,待治愈后再结扎。

●术中严格无菌操作,术后及时治疗感染。

●手术应稳、准、轻、细,尽量减少组织损伤与出血。

●结扎输精管前应将输精管周围组织分离干净,尤其是神经不能误扎。

●结扎丝线一般用1号线,尽可能减少异物残留。

●做输精管残端包埋时,勿将阴囊皮下组织误认为是精索筋膜。

总之,严格规范地操作是避免发生痛性结节的有效措施。

(2)附睾淤积症:一般来说输精管结扎后,附睾和附睾端输精管比术前膨大,术后短期内有阴囊轻微胀痛、不适等属正常现象。若手术后6个月以上,局部仍有胀痛,甚至放射到腹股沟、下腹部及腰骶部,并有附睾肿大及压痛,应诊断为附睾淤积症。

①治疗方法

●单纯性附睾淤积症,无明显生殖系统感染存在,阴囊肿痛较轻者,应用阴囊托将病变区托起,既可以减轻下坠等自觉症状,也可以改善局部血液循环,有利于附睾管的重吸收。采用微波、超短波、红外线等做局部理疗具有一定效果。

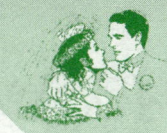

●附睾炎伴淤积,多因术后感染所致,自觉症状较单纯性附睾淤积症严重,在急性炎症期应给予有效的抗感染治疗。其他治疗方法与上述相同,若多方治疗无效时,可做附睾切除术。

②预防措施

●对有慢性附睾炎症者不宜做结扎术。

●术中严格无菌操作,避免感染发生。

●输精管结扎部位不能距附睾太近,一般应距离3厘米以上,以便缓冲附睾对液体的吸收。

●术中一定要避免损伤较大血管及精索,或过多的结扎了周围的组织,尤其是血管与神经组织。

●术后及时与定期观察病人情况,发现意外情况及时治疗,治早治好。

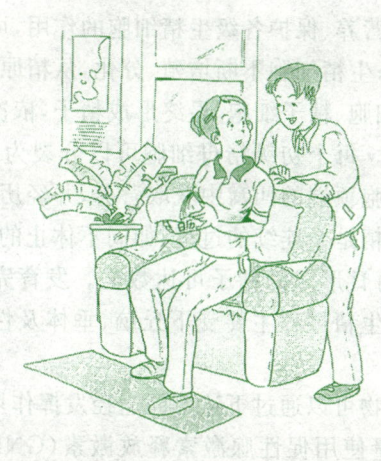

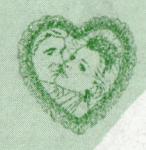

十三、男性节育方法研究进展

320. 男性节育药物作用环节的研究如何？

近年来对男性节育药进行了许多研究。这类节育药一般均是通过抑制精子的生成，降低精子的数量，达到少精子甚至无精子而不能受孕的目的。

要了解男性节育药作用原理，首先要了解精子的生成过程。睾丸中曲细精管管壁被覆5~8层细胞，含支持细胞与生精细胞，又称为生精上皮。支持细胞排列在曲细精管的基底膜上，顶端伸向管腔，有支持、营养、保护各级生精细胞的作用，可能还兼有调节间质细胞的功能；生精细胞不断增殖、分化，从精原细胞、初级精母细胞、次级精母细胞、精子细胞，最终形成精子，依次自基底部向管腔方向逐层排列。每个初级精母细胞可以分裂为4个精子细胞，它附着于支持细胞顶端的凹窝中获取营养，并经历变态成熟过程，发育为精子。生精是个连续的过程，如同不休止的接力赛，时时刻刻有精子产生，每日形成的精子可达数亿。发育完善的精子随睾丸液进入附睾。生精过程主要受下丘脑、垂体及性腺激素的参与和调节。

男用节育药物可以通过下述不同途径发挥作用：

（1）长期大量使用促性腺激素释放激素（GNRH）类似物，通过调节导致垂体促性腺激素（促卵泡激素 FSH，在男性又称为配子生成素；促黄体生成素 LH，在男性又称为间质细胞刺激素）的分泌减少而抑制生精作用。

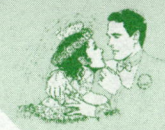

(2)采用促卵泡激素及促黄体生成素的相应抗体,阻断该种激素的作用。但由于此两种激素均含有相同的 α 亚单位,且与促甲状腺激素的 α 亚单位相同,当抗体的作用不能专一地对抗该种激素时,可能引起不必要的不良反应。

(3)使用自体激素,如单独使用睾酮,或与孕激素联合使用,通过负反馈,抑制垂体分泌促性腺激素而抑制生精作用。例如,庚酸睾酮定期注射可产生抗生育作用,停药后又可恢复,是一种有希望的男性节育药。

上述药物均通过抑制下丘脑-垂体-睾丸性腺轴而干扰生精过程。因药物价格昂贵,使用不便,且同时抑制睾丸间质细胞的功能,以致血中睾酮水平下降,出现性欲减低或性功能障碍,因此仍需进一步研究解决。其中,睾酮虽也抑制间质细胞的功能,由于其本身有替代作用,故不影响性功能,有较好的使用前景。

(4)选择性抑制生精上皮的药物——棉酚,是我国学者首先发现它的抗生育作用,并在国内进行大量研究及临床试用的。该项研究引起了国际的关注。它是一种男性口服节育药,价格便宜,使用简单,但也有一定的不良反应,尤其是低钾血症有待攻克。

无论哪种男性节育药均有类似的缺点,即起效慢,这是由于上述药物对已生成的精子无杀灭作用;而且因为生精过程需要一定的时间,停药后,生育功能的恢复也缓慢。因此,目前尚无效果满意,无毒副作用的男性节育药物推广使用。但医学家与科学家们仍在不懈地努力研究与探索男性节育药物,有望在不久的将来会有更好的男性节育药物问世。

321. 国外男性注射节育药物研究进展如何?

澳大利亚科学家们研制出了一种注射用男性避孕药物,该避

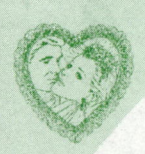

孕药物与以往的避孕药不同,以往的避孕药通常是女性服用,而此种避孕药物是通过两种激素抑制男性精子的生成从而达到避孕效果。这是目前避孕用品中第一种男性注射式避孕药物。

在临床上进行测试的 55 对夫妇中,没有出现意外受孕,也没有任何不良反应。在避孕实验期间,这 55 对夫妇仅通过这种男性激素药物的作用,便达到了理想的避孕效果。ANZAC 研究机构负责此项研究调查的是大卫·汉德尔斯曼(David Handelsman)教授,他在一份陈述报道中指出,"以往的避孕药物都是女性服用,这种新型避孕药物将是医疗史上第一种男性避孕药物。从测试人群的反馈信息可以看出,这种抑制男性精子生成的药物可靠性很强。"

对于目前避孕医学研究来讲,男性避孕药物的研制是很困难的,其中一个主要因素是男性精子生长周期较长。这种新型男性避孕药物由男性睾丸激素和黄体酮组成,采用注射方式进行避孕处理。每 4 个月进行 1 次睾丸激素注射;每 3 个月进行 1 次黄体酮注射。这种避孕方式很简单,只要附近具有注射药物的医疗条件就可实现。同时,在避孕处理期间,夫妇还可以过正常的性生活。最近,英国医疗机构表示,如果这种新型男性避孕药物没有任何不良反应,英国医疗部门将接收此种药物。

这种男性激素避孕药在应用后,可以减少体内垂体促性腺激素(FSH 与 LH)含量,从而抑制男性精子的生成。睾丸激素与男性生殖能力有密切关系,如果大剂量注射睾丸激素将会带来严重的不良反应,如会导致对人体有益的高密度脂蛋白胆固醇(HDL-C)水平降低。通常,采用男性避孕药物进行避孕处理时,还需辅助性地采用另外一种激素,一种通常用于女性避孕的药物,它可以阻止不良反应产生。由于此种注射用男性节育药物尚处于试验阶段,距离临床大规模推广应用尚有一段时间。

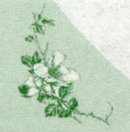

322. 我国男用注射节育药物研究进展如何？

中国科学院院士、中国科学院动物所研究员刘以训长期从事生殖生理学研究，他说，男性生殖医学目前得到充分重视，有关专家经过在猴子身上实验和对志愿者进行长期的跟踪试验，确定庚酸睾酮是男性避孕药剂中理想的一种。注射庚酸睾酮并辅以温育方式尤其适合亚洲男性。庚酸睾酮即是一种激素酯，它能抑制脑垂体的促性腺激素（FSH 与 LH）释放，从而使睾丸间质细胞分泌的内源睾酮下降，最终达到阻断精子发生的目的。

男性注射庚酸睾酮能否影响性生活？刘以训研究员指出，绝大多数人在被注射了庚酸睾酮后，其精液检查出现了无精或严重少精，而性能力并没有受影响。停药后，所有受试者的正常生精能力都得到了恢复，不会影响性生活。

323. 影响男性参与计划生育的因素有哪些？

影响男性参与计划生育的因素涉及社会、经济、文化和政策等许多方面。根据我国开展的调查发现，影响因素主要包括政策与宣传、服务与技术、地理与文化、社会与心理等方面。

影响男性参与计划生育的影响因素是错综复杂的，它几乎涉及了社会、经济、政策和文化等许多方面，各个因素并不是孤立的，而是相互交织在一起，综合地发挥影响。在国家计划生育委员会领导下，最近在四川、云南和吉林三省完成的一项研究结果表明，影响男性参与计划生育的最主要因素归纳如下：

（1）政策与宣传方面的影响：我国高度重视计划生育工作，

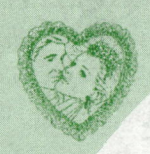

将其作为一项基本国策载入宪法。政府主张男女平等,提倡男女双方共同承担计划生育的责任。各省都在以宣传教育为主、经常工作为主、避孕节育为主的"三为主"方针的指导下结合本省的具体情况开展工作。因此,三省的计划生育规划不尽相同,除了为妇女积极提供宫内节育器服务外,在提倡男女绝育术方面存在着明显的差别。各省是否大力推广男性绝育技术与省级政策制定者的认识和态度有关。四川省在男性参与方面取得的成功与该省长期坚持推行以男性绝育为主的技术服务路线是分不开的。吉林省长期以来则采用以女性绝育为主的服务策略。为此,四川省大力宣传男性绝育的基本知识和输精管结扎手术成功的典型事例,而吉林省不宣传或很少宣传男性绝育。尽管两省都是在计划生育方面取得卓有成效的省份,而男性参与的情况却有巨大的差别。由于各省的政策制定者在计划生育服务指导原则方面都提倡以长效避孕方法为主,把避孕套只作为一种临时性的避孕措施,也都不大重视避孕套的使用和宣传。所以各省的现用率普遍都低,省间差别不大。

(2)服务与技术方面:上述三个省在男性绝育术的服务提供方面差别也很大。四川省建立了男性绝育术的服务网络,基层服务提供者大多经过培训并能提供良好的技术服务。云南省只有部分基层服务站能做输精管结扎术。吉林省几乎所有的基层服务站都不提供或不能提供男性绝育的服务。

四川和云南两省集体访谈的绝大多数的访谈对象都认为,输精管结扎术是个简单、方便的小手术,效果是好的。但也有部分使用者术后出现了近、远期并发症,也有个别受术者手术失败了。三个省参加集体访谈的所有对象几乎都认为,输精管结扎服务不应当搞突击。因为,手术接受者们未能受到应有的尊重,而且这种作法也使服务质量得不到保障。因此人们要求受到服务提倡者的尊重,并希望得到高质量的信息咨询和技术服务。潜在的使用者都

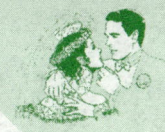

希望手术高明的医生施术,生怕术后留下毛病。相当一部分使用者对手术后,对当有需要时输精管能否再吻合成功有些担心。多数集体访谈对象们希望能研究一种可复性的男性绝育新技术。

(3)地理与文化方面:三个省处于不同经度与纬度,地形地貌、自然环境、人文景观、民族成分各不相同。因此,三个省的地域文化和多民族文化间的差别是显然的。在中国的传统思想中重男轻女的意识很浓,尽管这种意识随着社会的进步在不断地淡化,但仍然根深蒂固。这种传统意识对男性参与计划生育的影响是潜移默化的。同时,由于地域不同,各地农村男女在从事农业和家务劳动的强度也不同。在四川,男子汉大丈夫思想不重,同时妇女农活和家务劳动重。在吉林,男子是一家的"顶梁柱",干农活、重活主要依靠男劳力。多数农村妇女都只从事家务劳动。这也可能是造成男性参与不同的因素之一。

不同的少数民族参与计划生育方面的差别可能与民族文化的不同有关。民族习俗和宗教信仰的影响是显著的。同时,在三个省广大农村地区的居民文化水平普遍偏低。因此,对影响男性参与的错误认识或谣传半信半疑,难以作出正确的判断。

(4)社会与心理方面:任何节育手术成功的典型都可以解除人们的心理顾虑,有利于输精管结扎术的推广。社会心理是影响男性参与计划生育的重要因素之一,社会心理因素与男性参与计划生育这种社会行为,以及与作为构成影响因素之一的社会意识之间的关系是密切的。四川省经过多年的努力,创造了一种有利于输精管结扎的良好社会心理环境。有了这样一个环境很重要,在技术服务得以保证的前提下推广男性绝育就容易得多。这也是四川在男性参与方面取得成功的重要原因之一。而吉林省目前缺乏这样一个开展输精管结扎术的社会心理环境。在这样的环境中几乎听不到或很少能听到有关男性参与的宣传,基层计划生育服务站缺少开展输精管结扎术的器械和技术,人员也未得到过有关的

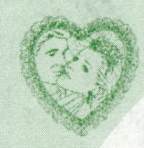

培训。在社会上对男性参与的正面宣传很少，人们听到的也只是对输精管结扎的一些误传。在这样的社会心理环境中很难开展和推广男性结扎。同时，"典型"的作用是重要的，一次失败的手术就会直接影响到输精管结扎术的可接受性。

324. 研制男性节育药要攻克哪些难关？

研究男性节育药物主要有下述几方面的困难，需要科学家们去攻克。

(1)克服精子生成周期长的难关：男性节育药物要在男性身上发挥节育作用，就要在精子生成的环节上做文章。进行男性生育调节的可能环节包括干扰精子生成、精子成熟和精子转运。但是，人们发现在睾丸中从精原细胞到精子形成需要 10 周左右的时间，然后精子在附睾中经历的成熟过程又需要 3 周左右。所以，要想破坏或抑制精子生成和精子成熟这一漫长而复杂的过程，只靠短时期服药是无法奏效的，必须长期服药，而且从开始服药到获得完全的抗生育效果至少需要 3 个多月的时间，而女性用药时当月服用当月就能见效。

(2)克服精子生成的连续性难关：男子达到性成熟后，睾丸就会每日每时连续不断地产生精子，每次射精的精液中大约能排出几千万到上亿个精子，每个月约能生成几十亿个精子。而女性每个月只排出一个卵子，一生也不过排出几百个卵子。所以，要想像女性那样用药物来抑制排卵的话，男性用药来控制精子所需的剂量则要大得多，不良反应自然也会大得多。而且男性必须每日服药，女性还能有 1/4 的间歇期。好多药物只能达到减少精子数量，要想达到无精子是很难的，当然，男性节育是否需要达到无精子，尚须探讨。

(3)克服只能抑制精子生成而不影响雄激素生成的难关：至今

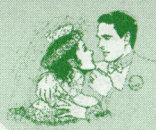

为止的研究表明,要想选择性地抑制睾丸的生精作用是很困难的,实践表明这几乎不可避免地会影响睾丸间质细胞产生雄激素的功能。因为男子的性功能是一种主动的行为,雄激素生成不足势必影响阴茎的勃起、性交和射精等性行为的一系列过程,而男性性功能是绝对不能受到任何干扰的。相反,女性的性欲与性功能则可能和主要来自肾上腺皮质的雄激素有关。一般来说,服用女性避孕药对此毫无影响,自然也不会影响女性的性欲和性功能。

(4)克服节育药物只能高度选择性作用于精子,不影响身体健康的难关:由于任何计划生育方面的药物都是给健康人服用的,对药物的安全性要求是十分严格的。男性节育药物由于上述的原因,服用时间长,累积起效时的剂量大,并且要长期服用维持剂量等因素综合影响,目前还没有一种药物能达到以上要求,所以科学家们还在继续研究与探索。

(5)克服停药后精子能迅速正常生成的难关:男性节育药物的节育作用会起效缓慢,同理,其停药后的恢复也必然很慢,很困难。可以看出,研究男性节育药的难度比研制女性避孕药物要难得多。

(6)克服服药及停药后无畸形精子产生的难关:服用男性节育药物时期,由于达到完全抑制精子生成尚有困难,那么少数的或个别的"漏网之鱼"会不会成为畸形精子? 如果这种畸形精子一旦受精了会产生什么后果? 因为这种情况是很有可能性的,畸形精子与随后造成有缺陷的后代是科学家们必须切实解决的大课题。

325. 男性节育药研究的概况和前景如何?

男性节育药物的可能作用环节包括干扰或抑制精子发生;干扰生殖内分泌轴系的功能正常发挥;抑制素(抑制垂体水平卵泡刺激素的分泌);促性腺激素释放激素拮抗剂及抗睾丸后精子成熟过程等都在进行深入研究。植物药作用较复杂,也在进行分析与提

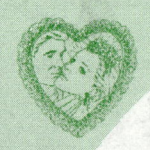

取有效成分。

20 多年来,有关男性节育药的研究是围绕着以上几个环节进行的,不过都没有取得理想的结果。但科学家们仍在不懈地努力与攻关,因此可以预见,在不久的将来,定会有较好的男性节育药物诞生。

326. 雄激素作为男性节育药的研究有何进展?

男子体内雄激素水平达到或超过一定血浓度就足以抑制垂体促性腺激素(FSH 与 LH)分泌,达到抑制精子生成与成熟的目的,同时又能维持其他雄激素依赖性靶组织与器官的功能。因此,单独应用雄激素即有可能成为男性节育方法。医学家们已试用过不少相关的制剂。

由于下丘脑-垂体-睾丸轴系在生精过程中起重要的调控作用,因此,可以采用抑制垂体促性腺激素分泌的办法来抑制精子的生成,激素类似药物作为男性节育药物,主要问题是身体内雄激素的分泌也会受到抑制。除非所用的药物本身就具有雄激素活性,否则就要补充雄激素,以维持正常的性欲和性功能。

"明知山有虎,偏向虎山行"。科学家们经过二三十年艰苦卓绝的奋斗,研制出几种比较理想的男性甾体避孕药仅含雄激素的单方制剂和含雄激素和孕激素的复方制剂。

(1)注射剂

①单方制剂。目前常见的是庚酸睾酮,它是一种长效雄激素。每针含 200 毫克,每周注射 1 次。世界卫生组织在澳大利亚、芬兰、法国、瑞典、英国、美国、中国 7 个国家组织了 10 个中心临床研究。这项研究包括三个阶段:给药抑制精子生成,确定药物维持无精子症效果,停药观察恢复生精情况。在第一阶段,平均用药后

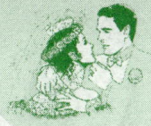

120天,271名受试者中157名(57.9%)成为无精子者。在第二阶段,这些无精子者继续用药维持达12个月,其间有1名受试者的妻子怀孕,这种避孕效果是非常理想的,可与女性甾体避孕药相媲美。用药过程中所发现的不良反应,仅为少数人出现痤疮,体重增加等。在第三阶段,停药后1个月内,所有受试者的精子数目恢复到正常水平。在试验中,大约30%男性不能达到无精子症,在精液中尚残留(1~20)百万精子/毫升。有趣的是,中国受试者中未能达到无精子者仅占9%,大大低于西欧国家(40%),这可能是由于种族差异。世界卫生组织还打算进一步研究,在精液中残存的少量精子是否能使妇女受孕,目前正开展第二批临床试验。

②复方制剂。200毫克长效醋酸甲孕酮(DMPA)配伍200毫克庚酸睾酮是研究较多的的一种男用节育针剂。长效醋酸甲孕酮是一种孕激素,它可以抑制正常男性促性腺激素的分泌,这种药在抑制生精的同时,也抑制了睾酮(雄激素)的分泌,这会造成男子汉性欲下降,必须同时使用长效睾酮制剂,补充由睾丸自然产生的雄激素不足。临床证明每月1针,3个月已使50%的男性达到无精子者,其余受试者仍然在精液中残留少量精子,停止用药后,精子计数很快恢复到治疗前水平。

在研究中,人们发现庚酸睾酮有一个缺点,使用后血液中浓度不稳定,波动较大,刚注射后形成一个峰值。这种脉冲释放可能会刺激那些对男性节育药有抵抗性的人重新产生精子。科学家们又研制了一些新型睾酮制剂,例如:19-去甲睾酮酯,长效睾酮酯等。它们的雄激素活性更强,体内维持时间更长,而且血中水平比较稳定,不出现刚注射后超生理水平峰值。

③十一睾酮注射液。这种针剂得到了世界卫生组织(WHO)的推荐,被誉为"每月一针即可避孕"。不过,目前正在全球进行多中心第三期临床试验,并没有最后研制成功。男性注射该药物后,黄种人的避孕率达到90%以上,而白种人只有60%左右。

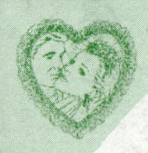

不足之处：注射该药物不能即时起效。每月注射 1 针，连续注射 3 个月才能出现避孕效果。

④丁基环己酸睾酮。是一种长效睾酮制剂，人类 1 次注射可维持血浓度约 100 天，本品比庚酸睾酮更接近零级释放，而且其侧链可代谢为体内正常物质。初步人类试用证明，它可抑制垂体促性腺激素的释放和睾丸精子发生。还有待进行正规的临床试验。

纵观目前趋势，男性甾体避孕药未来有可能成为一种安全、有效、可逆的抗生育药。

（2）口服药：雄性激素中的十一酸睾酮口服有效，血浓度也较恒定。有人试用每日 240 毫克，分 3 次服用（性腺功能低于治疗剂量的 3 倍），但一般只能达到少精子症的程度，可能是剂量不足之故，有待探索。

327. 孕激素类作为男性口服节育药的研究有何进展？

由于对男性长期给较大剂量的雄激素常令人担心（包括代谢、行为和前列腺改变），故人们提出用孕激素抑制垂体促性腺激素分泌和睾丸精子发生，同时给低剂量雄激素以补充体内水平的不足。但孕激素类也可降低血中高密度脂蛋白而对脂质代谢产生不利影响，而且少数人还可能产生性功能问题，应十分注意。孕激素类也有降低脂蛋白的影响。

（1）联合应用储存型醋酸甲羟孕酮（dMPA）和 19 去甲睾酮或庚酸睾酮：可以使所有志愿者（96 人）出现可逆性无精子症或严重少精子症，效果比单独应用睾酮为佳。性功能影响以用 19 去甲睾酮者比庚酸睾酮者为多，分别为 7 人和 2 人。

（2）合用长效型的庚酸炔诺酮、戊酸雌二醇和庚酸睾酮：每月 1 次肌内注射，可在 2～5 个月中使所有 13 只雄猴出现无精子症；

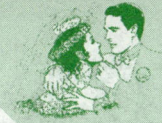

虽然血中睾酮水平降低,但动物仍表现出典型雄性特征。停药后不久血睾酮恢复,4个月后精子恢复。

(3)合用左旋18甲基炔诺酮(每日口服0.5毫克)和庚酸睾酮(每周肌内注射100毫克)6个月,并与单用庚酸睾酮6个月的效果比较(每组18例健康男子)。结果合用组抑制生精的效果比单用组为佳,但对于高密度脂蛋白的抑制和增重也以合用组比较明显,其他不良反应两组类似。

(4)醋酸赛普特隆:本品是一种具有强孕激素活性的抗雄性素,可抑制垂体分泌促性腺激素。合并应用醋酸赛普特隆(100毫克/日)和庚酸睾酮(其中5人每周100毫克,另5人50毫克),另5人单用庚酸睾酮每周100毫克,均用药16周。结果两组合用者均达无精子症,而单用庚酸睾酮者仅40%的人达无精子症。

合并应用醋酸赛普特隆(100毫克/日)和庚酸睾酮对性功能、肝功能、脂蛋白及情绪均无明显影响,提示本法为良好的男子节育方法。另报道,健康人口服醋酸赛普特隆12.5毫克及十一酸睾酮80毫克,每日2次,16周后所有8人均达到无精子症或严重少精子症,无明显不良反应,也不影响前列腺。停药后不久生精功能恢复。这是口服激素抗生育有显著效果的首次尝试。

328. 促性腺激素释放激素作为男性节育药的研究进展如何?

促性腺激素释放激素(GNRH),这是下丘脑分泌、释放的一种小分子肽类物质,由10个氨基酸组成。它的功能是调节垂体分泌的黄体生成素(LH)和卵泡刺激素(FSH)。人垂体释放黄体生成素是脉冲式的,间歇为1~2小时,这是下丘脑促性腺激素释放激素脉冲式释放的结果。黄体生成素的脉冲式释放对睾丸间质细胞功能的维持十分重要,从而保证了睾酮的分泌,睾酮又能维持生

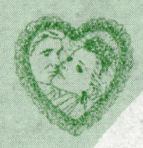

精过程。

医学研究早就证明，非脉冲（连续或间隙）使用促性腺激素释放激素（GNRH）激动剂（GNRH-A）或拮抗剂（GNRH-AN），均有抗生精作用。

（1）激动剂：激动剂在大鼠和猕猴身上，可抑制精子发生，但同时使血睾酮下降，应补充睾酮。男子用激动剂（如 agbuserelin 或 nafarelin）后，LH、FSH、睾酮在短期升高后降低（也应补充睾酮），不久生精功能抑制，但不能达到无精子症。停药后 4～6 周，精子数恢复。本法几乎无不良反应，主要缺点为达不到无精子症。

（2）拮抗剂：在 8 位健康男子，皮下注射强力拮抗剂（如 nal、glu）7.5 毫克/日，共 16 周，2 周后开始补充庚酸睾酮，每 2 周 25 毫克。给药 10 周后 7 人达到无精子症（另 1 人因局部肿胀而中止），血 FSH 及 LH 明显降低，性欲及性功能如常。停药后精子数恢复。本品无初始兴奋现象，抗生育效果比激动剂（GNRH-A）好，亦无明显不良反应，前景似较佳。

近年来合成了一些高效类似物，其中包括激动剂和拮抗剂两类，当与睾酮合并用药时都能达到抗生育效果，但都不能达到无精子的目的。男子用微泵连续输注激动剂等方法时能达到抗生育效果。但问题是，使用激动剂之初时，垂体及睾丸功能先兴奋，然后才被抑制。而使用其拮抗剂则更合理，因为它是通过竞争黄体生成素释放激素在垂体受体而起作用的，并无初期的兴奋现象。用药后睾丸可明显缩小，生精受阻，但这种变化是可逆的。看来拮抗剂的远景较佳，当然也须补充睾酮以维持性欲、勃起、性征和有关代谢。

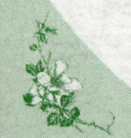

329. 抑制素作为男性节育药的研究进展如何?

抑制素主要是由睾丸曲细精管中的支持细胞及卵巢中卵泡颗粒细胞所分泌的一种能选择性地抑制促卵泡刺激素(FSH)分泌的糖蛋白激素。一般认为,FSH 与生精过程的启动与维持,与精原细胞的增殖和分化,以及与细线前期精母细胞和 7~8 期精子细胞的生成有关,故认为,抑制了 FSH 分泌即有可能抑制生精。但有学者认为,单独抑制 FSH 只能减少精子数量而未能导致不育,必须同时抑制 FSH 及 LH 才能达到节育目的。也有研究表明,在去垂体动物中单独应用睾酮即可启动和维持生精于较低水平。抑制素不抑制睾酮的生成,故认为它不能抑制生精到不育水平。因此,抑制素作为抗生育方法的前景如何,尚难断言。

男性的抑制素,是由睾丸曲细精管中的支持细胞分泌的,现已分离、纯化并搞清了其分子结构。它能选择性抑制卵泡刺激素(FSH,在男性中称为配子生成素),而不影响黄体生成素(LH,在男性称为间质细胞刺激素)。但因纯结晶标准品很少,目前很难获得足以进行抗生育研究所需的大量抑制素,故其作用尚不清楚,有待深入研究。

330. 非激素类药物作为男性节育药的研究进展如何?

(1)棉酚:棉酚为我国科技人员首先证明的抗生精药,虽因低血钾症和不可逆性等问题而未能实际应用,但在促进我国男科学的发展上曾经起过重要作用。直至今天,世界各国仍围绕棉酚课题进行广泛的研究,近年的研究工作主要如下。为减少棉酚不良

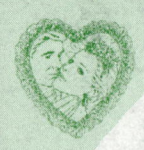

反应,有学者进行了减量试用,效果满意,且无明显不良反应。也有学者合并应用半量的棉酚、睾酮和雌二醇;或半量棉酚与十一酸睾酮均可使大鼠不育,而毒性反应明显降低。这也表明,半量应用棉酚和十一酸睾酮对大鼠骨髓和生精细胞的微核率无明显影响。从陆地棉中分离出的 6-甲氧基棉酚(6-MG),对雄大鼠有抗生育活性,起效虽略迟于棉酚,但对曲细精管的损伤比棉酚轻微得多。关于棉酚的作用机制,有报道棉酚可逆地减少精母细胞和精子细胞中的 β-微管蛋白和纤维蛋白,从而抑制圆形向长形精子细胞的转变(此过程由微管蛋白所调控)及精子活动(纤维蛋白和微管蛋白为组成精子鞭毛的主要成分)。棉酚也抑制精子细胞易位(进入管腔),精子颈在易位中起关键性作用,而精子颈结构是由纤维蛋白所调控的。

过量棉酚所引起的永久性无精子症者,所有生精细胞均受到严重损伤,垂体-睾丸轴系功能的调节也发生紊乱,而对于适量棉酚所引起的暂时性无精子症,生精功能恢复以后生殖激素均正常。棉酚是前列腺癌的强力抑制剂,抑制其增生和转移,也抑制癌细胞DNA 的合成,因此有利于前列腺癌和前列腺肥大的治疗。棉酚对乳腺癌、转移肾上腺癌,以及人类免疫缺陷病毒(HIV)和阿米巴(比吐根碱强 11 倍)也有抑制作用。

除了棉酚外,其他药物的毒性就更大了,根本不可能用于临床。如抗肿瘤药物烷化剂(氮芥等)、硝基呋喃类(呋喃坦丁等)和几乎所有的抗肿瘤药都有可能对精子发生抑制作用。

因此,棉酚是男性口服节育药的代表,也是惟一曾经用于临床的药物。因为这种从普通的棉子当中提取的化学品具有超强的抑制精子生成作用,半个多世纪以来,科学家一直很关注棉酚的避孕作用。

不足之处是:具有较多不良反应,如服用者容易出现低钾血症而全身软瘫,暂时失去劳动能力。最严重的不良反应是少数服用

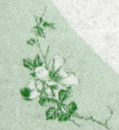

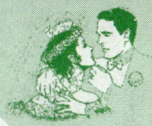

者可能因此丧失生育能力。目前专家们暂不推荐使用。

(2)雷公藤总苷:雷公藤提取物是我国科技人员首先发掘出来的一类植物抗生精药。早期就开始了有效成分的分离与提取,有人设计了雄性抗生育药的一种简化筛选常规,更加速了这个过程,至今已获得了一系列 6 个雄性抗生育有效的环氧二萜类化合物:雷藤甲素、雷藤乙素、雷醇内酯、雷藤氯内酯醇、16-羟基雷藤内酯醇,以及 t7/19(结构未公布)。它们的作用大致相同:它们首先作用于变态精子细胞及精子,抑制晚期精子细胞核蛋白转化,延缓精子排放,造成精子头尾分离,以及损伤其微管、微丝和胞膜。它们在 5~12 倍抗生育剂量时有免疫抑制作用,这是今后研究所必须重点加以阐明的问题。已表明,大鼠服用上述化合物 7 周后,精子细胞中碱性核蛋白减少,而组蛋白/鱼精蛋白之比增高,鱼精蛋白水平降低。这可能是引起不育的机制之一。

雷公藤总苷,其不良反应比粗制剂明显降低。动物实验和少量临床观察均发现其具有可逆性抗生育作用,主要不良反应是白细胞减少。已经分离出 4 个有效单体,有可能成为棉酚类新男性节育药。

331. 作用于附睾精子的药物研究进展如何?

抑制生精过程的药物起效和恢复时间均较长,有时可引起绝育和干扰睾丸雄激素的合成;此外,这类药物往往可影响减数分裂,从而存在致突变的可能性。作用于附睾精子的药物一般无上述缺点。

(1)α-氯丙二醇类(α- chlorohydrin):本品可使雄大鼠、仓鼠、犬、羊及猴不育,而对小鼠及家兔无效。在大鼠,每日口服消旋体5 毫克/千克体重,1 周即不育,停药后 1~2 周恢复。抗生育作用

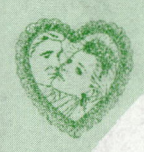

可能主要由于其代谢物右旋氯乳醛干扰了精子 3-磷酸甘油醛脱氢酶而影响糖酵解之故。本品有神经及骨髓毒性。右旋体有抗生育作用，毒性较小；左旋体无抗生育作用，毒性较大。

(2)6-氯代去氧糖类(6-cD 糖类)：6-cD 果糖、6-cD 葡萄糖、6-cD 甘露糖和 6-cD 半乳糖也是通过干扰精子 3-磷酸甘油醛脱氢酶而起作用的。以 6-cD 果糖活性最高。雄大鼠口服这些 6-cD 果糖后均能迅速不育，附睾尾精子葡萄糖利用率和 ATP 降低，密度不变而活力下降，停药后迅速恢复。不良反应与氯丙二醇相似，故两药均未用于人类。

(3)抗精子成熟药：其优点是作用于睾丸之后，所以用药后作用迅速，精子数目不减，但无受精能力，停药后恢复也快。这是因为精子在附睾中成熟后贮存于附睾尾部，但仍无活动力。仅在射精时精子表面受体与精浆中特异蛋白质结合后，才具有充分的活力和受精能力。如 α-氯代甘油、α-氯丙二醇、6-氯代去氧葡萄糖和 5-硫-D-葡萄糖。具有类似作用的还有能与钙调节蛋白结合的药物。但 α-氯代甘油等都具有严重的毒副作用，无法用于临床。

磺胺药如磺胺水杨嗪和其他带吡啶环的磺胺药均可引起可逆性男性不育。这一作用是临床服药过程中，发现病人伴发不育时发现的，但口服量大，机制尚不明确，不良反应较多。动物实验表明有可能作用在睾丸后的附睾部位，干扰了精子的成熟、活动力或受精能力。

(4)其他药物

①如 1-代咪唑类，是一类当天口服就有效的男用节育药，口服后可迅速出现于精浆，并抑制精子活动。如酮康那唑，口服后 4 小时可使精子失去活力。其不良反应包括中枢抑制、呕吐及抑制睾酮合成等。

②美国科学家从野葫芦科喷瓜中提取出一种简便有效的男性口服避孕药，口服 30 分钟使精子活动力明显下降，但不改变精子

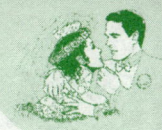

形态,可维持6~8小时,已获得专利。

③在印度有几种抗精子药正进行动物实验,其中包括一种蝎毒液中的成分,尚待深入研究。

④精子生成基因,旅英中国学者马昆1993年首次分离出负责控制生成精子的基因(已命名为马昆基因)。这个基因的发现不仅是走向通过DNA分析法而诊断男性不育症的重要一步,医生还可以通过基因治疗纠正有缺损的基因,从而达到治疗不育症的目的,也可以通过关闭这个基因而达到节育避孕的目的,为男性避孕提供了一个新途径。

总之,男性节育药的研究离成功还十分遥远,这是因为男性节育所涉及的方方面面复杂而广泛。例如,精子的发生与成熟周期长,为3个月左右,这就使任何抑制生精的药物必须服用3个月时间才能发挥抑制生精的效果。再者,精子的数量是以千万与亿来计算的,要对付如此多的精子比对付一个卵子要复杂得多。另外,男性的性欲与性能力容易受药物的干扰,所以任何影响男子汉性功能的药物都不能用作节育药物。最后,还有一个生精功能恢复的问题,正由于男用节育药物起效慢,停药后生精功能恢复也相应会较慢的。科学家们本着对人类负责的精神,仍在孜孜不倦地进行男用节育药物的研究与攻关,可以期望在不久的将来,较为理想的男用节育药一定会诞生的。

332. 男性避孕疫苗可以有效节育吗?

近年来,科学家一直试图研制一种男用避孕疫苗让体内的免疫系统围攻精子,他们想让人体通过自我调节来达到无不良反应的节育效果。经过长期努力,北卡罗来纳大学教堂山分校的迈克尔·奥兰德教授领导的研究小组在男性避孕疫苗研究上取得了突破性进展,找到了组成避孕疫苗的主要物质——Eppin蛋白质。

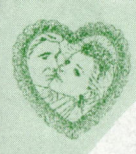

如果将 Eppin 蛋白质注射至男性身体后，将可以有效地抑制精子的活动，从而达到避孕的效果。

猴子实验证明，某些蛋白质有利于避孕。由于在精子与卵子形成的过程中会有不同的基因表达，所以科学家把目标锁定于那些在卵子、精子形成过程中或是受精时，扮演关键角色的基因或蛋白质上。科学家提出设想，如果将这种蛋白质制成疫苗注射到男性体内，是否就可以达到避孕效果呢？迈克尔·奥兰德领导的研究小组，对精子的化学成分进行了全面的分析，发现了几种对于精子的活性至关重要的蛋白质，其中一种是位于人类精子外层叫作 Eppin 的蛋白质。他们选取 18 只 3 周大的公猴子分成两组进行试验。第一组猴子被注射上了 Eppin 蛋白质，结果有 7 只猴子的免疫系统产生了对抗 Eppin 的抗体，它们与母猴子交配后全都没有后代（起到了避孕效果）。可是对照组中有 2/3 的公猴子都成了爸爸。他们认为，抗体结合了精子上的 Eppin，结果使得射出的精液成了"空炮弹"或"无效精子——不能受精的精子"。研究人员认为，这个方法有望成为最成功的男性免疫避孕法。

未来的目标产品可能是以避孕疫苗的形式注入男性体内，以抗原抗体之间的相互作用，来阻断卵子或精子细胞膜上的蛋白质或糖蛋白功能，使之不能受精，达到节育的效果；或者以抑制剂方式，作用在睾丸或是附睾中一些特定酶的催化过程等，以中断精子的形成；或是与卵母细胞的作用。

不可否认，男性避孕药具的研究远远落后于女性避孕药具。基础生物学方面的差异是发展男性避孕方法的最大障碍。

333. 精子运动新蛋白与避孕疫苗研究的进展如何？

为了寻求和开发一种有效的激发免疫反应从而阻断受精功

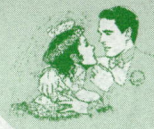

能,科学家们正在进行各方面的研究。其中,我国避孕疫苗研究近日取得新进展,第三军医大学李彦锋博士和何畏博士共同发现了一种全新的参与精子运动和超活化调节的纤维鞘钙结合蛋白,这项研究成果对促进男性避孕疫苗研究和深入了解人类生殖生物学行为,具有重要理论意义和潜在应用价值。

避孕疫苗,是生殖和避孕研究领域的重要目标。近 20 年来,尽管各国科学家在生殖生物学的基础研究方面取得了诸多进展,发现了多种与生殖密切相关的重要蛋白,但至今仍然没有发现任何可以有效用于人类避孕疫苗的特异性和高效的靶蛋白。经过 8 年多的研究,第三军医大学李彦锋博士和何畏博士,在人和鼠精子内发现和鉴定了一种尚未命名的精子特异性全新蛋白及其基因,该蛋白位于精子尾部,除具有显著的组织特异性表达特征和定位特征外,还具有明显钙结合功能并发生显著的磷酸化作用。这项研究发现了人精子发生过程中纤维鞘形成的重要蛋白组成的新信息,同时为寻求潜在可开发用于避孕疫苗的新靶点打下了基础。初步的研究结果表明,该蛋白可能对研究新的避孕药物具有重要价值。近年来,李彦锋博士和何畏博士已在寻求避孕靶蛋白和动物研究方面先后发表研究论文 10 余篇。该新基因和蛋白的发现,已经在研发地之一的美国申报了专利。

334. 超声在男性节育方面研究进展如何?

超声是一种频率在 20 千赫以上,超出人类的听觉阈限的声波。若用达到一定声强的超声发射到人体,通过它的产热和机械振荡的共同作用,可扰乱组织细胞的功能,以及影响机体的体液与电解质等的新陈代谢。为此,现代医学尝试以超声作用于睾丸组织,扰乱睾丸的生精功能,达到节育的目的。

当睾丸温度上升至 40($\pm$0.5)℃时,65%的曲细精管内各级

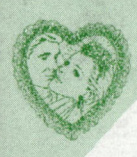

生精细胞均消失,残余精子的形态变化以顶体部位最为显著。这是由于在超声的热能和机械振荡的共同作用下,引起曲细精管和睾丸网间液体的离子交换障碍,以致生殖上皮失去其分化和产生精子的能力。但超声不影响产生雄激素的睾丸间质细胞的功能。

应用超声节育时,男子需坐在特殊的椅子上,将其睾丸置于一盛满水的器皿中,水是作为超声发送振荡的耦合剂。超声抑制生精的效果,取决于睾丸的大小,超声的频率,每单位面积使用的能量,器皿的大小,睾丸在水中的位置,超声发射距离,以及本人的年龄等因素。目前,对于男性应用超声节育方面还在进一步的研究与探索之中。

335. 微波在男性节育方面研究进展如何?

微波是一种高频电磁波,有较强的穿透能力,所产生的热能,主要集中在受微波幅射区的局部,可以使深达3～5厘米处组织的温度比皮肤温度明显升高,受影响部位细胞内外的离子、水分,会产生高速振荡,从而引起细胞功能改变。鉴于微波这一特性,利用它来照射阴囊与睾丸,影响睾丸内曲细精管中的生精上皮,阻止精子生成,达到节育目的。

当微波量小,温度低时,可能主要作用于睾丸中最敏感的初级精母细胞;而当剂量大,温度较高时,则影响范围较大,甚至于损害到静止期的 A 型精原细胞(干细胞)而引起绝育。

但是采用微波加热节育,还有不少问题需要解决,例如,微波辐射器发出的微波强度必须均匀分布;需要有一个能精确反映受照射区微波强度的仪器以确定准确的微波剂量;微波照射后生精功能的可恢复性如何等,都需要深入研究与探索。

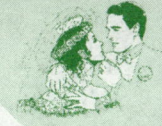

336. 温热法在男性节育方面研究进展如何？

睾丸生精功能需要在低于 37℃ 的温度环境下完成。因此,通常睾丸内温度比体温低 1℃～2℃,这就是为什么在人体体温升高或天气炎热时,阴囊会自动松弛,使睾丸下降更多,以维持睾丸恒定的自身温度;相反,若天气寒冷,阴囊会自动收缩,将睾丸提升起来,紧贴体部,也是为了维持睾丸自身温度不受外界温度的不利影响,为精子的生成提供最佳温度的需要。若睾丸内温度升高,曲细精管生精上皮的功能受到抑制,精子生成便发生障碍。因此,利用这一原理,可以人为地提高睾丸的温度,如温热水浴、红外线、热敷等温热方法,人为地升高睾丸内的温度,干扰睾丸的生精功能,有可能达到节育目的。

医学家们也观察到,部分男性有泡温水浴的习惯,而且几乎每天都在大的浴池中泡热水澡(有的因工作后需要热水浴,如锅炉工等),他们婚后生育困难,检查女方无引起不孕的原因;检查男方时,发现少精子症、劣精子症,甚至无精子症者大有人在,从而提示可能是长期热水浴的关系。

337. 在附睾内注射药物对男性节育方面研究进展如何？

附睾内注射药物节育是经皮肤穿刺将硬化性药物直接注射于附睾体尾部,以闭塞附睾管腔,阻断精子排出的通道而达到节育的目的,由于此方法是不可逆性的节育方法,所以又称为附睾注射绝育法。

有学者对附睾尾部局部注射 5% 的鱼肝油酸钠 0.3～1.0 毫

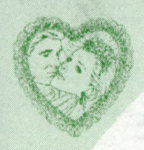

升,术后无肿胀,除部分被注射者下腹部与腹股沟部有抽痛外,未见明显异常反应。注射后第二天即能正常工作,14 例近期随访者有效率为 79%。由于有注射局部的疼痛,故对药物的筛选、注射剂量、注射方法等尚需进一步研究与探索。

338. 输精管可复性绝育术研究进展如何?

输精管可复性绝育术是指放置于输精管管腔中的节育装置在必要时可以取出来,使输精管恢复通畅,精子又可以自由通过而恢复生育能力的方法。

近年来,可复性输精管节育装置的研究引起了人们极大的兴趣,所用的材料有丝线、尼龙丝、液态聚合物(如硅酮、硅胶)表面有密集小孔(孔径为 20～150 微米)的醋酸聚乙烯管,以及特殊设计的不锈钢硅胶管连配有开关的装置等。将这类精巧的节育装置精心放入输精管腔中,像筛子一样可以允许液体流过,又能阻止精子通过,从而达到节育目的。

经过临床试验后,还存在某些问题有待改进与克服。如:①节育器置入后,输精管管腔若完全阻塞,其内压增高,近睾端管腔会扩张;若不完全阻塞,则有活动精子可沿该装置的边缘通过。②节育装置可能因输精管的肌肉收缩而产生位置移动。③输精管纤维变性,瘢痕形成而造成永久性闭塞。④节育器的植入与取出都要进行手术操作,也是一种损伤性的操作,此方法的实用性与可接受性还有待实践的检验。

为此,医学家与科学家们还在对输精管的解剖生理特性和节育器的材料及制作工艺等方面进行深入研究与探索。随着纳米材料与纳米技术的发展,以求更加完善后才能应用于临床上,达到真正可复性节育之目的。

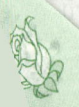

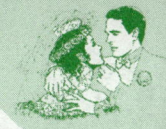

339. 什么是"精子库"？

"人类精子库"在国外也被称之为"人类精子银行"（Human Sperm Bank，HSB）。顾名思义，精子库就是贮存精子的地方。具体地说，它是指深低温冻贮人类精子的设备及处所，泛指冻贮、供应和使用人类精子进行人工授精的医疗或科研单位所设立的贮藏精子的处所（在我国设立精子库必须经卫生部批准）。

根据资料报道，人类第一例人工授精大约实施于 1770 年，当时是英国伦敦的约翰·胡托（John Hunter）医生将一位患严重尿道下裂的病人的精液收集后，注入患者妻子的阴道内，成功地解决了他们的生育问题。此后约 100 年，美国费城的威廉·配柯斯特（William Paccoast）医生报告，他曾秘密地用志愿者的精液为一位男性不育症患者的夫人实施了人类第一例供精者精子的人工授精术，并且获得了成功。此后，人工授精间断地有所应用。1928 年，恩格尔曼（Engleman）教授统计报道了全世界共有 185 对夫妇接受了人工授精，其中怀孕者共计 65 例。

临床上大规模的应用人类冷冻精子进行人工授精始于 1953 年，当时美国的舒曼（Sherman）教授等采用甘油做保护剂冻贮人类精子成功，并用此类冻贮精子做人工授精成功，而且出生的婴儿发育和生长正常，从而促进了人工授精技术在全球的推广应用。

精子库就是一种精液冷藏的新技术——超低温下保存精子。20 世纪 70 年代初期，国外开始建立精子库，采用液氮将精液冷藏，以备人工授精之用。实验证实，将精液贮藏于 −10℃时，即使很短时间，精子也会变质。如果贮藏于−79℃下，经过 1～2 个月，精液也会明显变质。而当精液在−196℃时，精子确能良好地贮藏很长时期。因此，现在的精子库都采用−196℃的超低温冷冻贮藏精液。

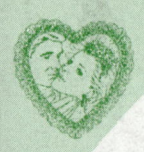

精子库中精液从冷藏到溶化使用的过程中，许多异常发育的精子都可被杀灭，留下的是健康精子，而精子的遗传物质并不受影响。所以，采用精子库中精液受孕所分娩的孩子，发生畸形及妊娠后自然流产的机会很少。又因为冷冻后并不是所有的精子都能成活，因此，对于冷冻贮藏的精液的质量要求较高。

精子库中的精液主要用于以下几种情况：

(1)因各种原因不能生育的男性不育症者，对其配偶可进行志愿供精者的冷藏精液做人工授精治疗。

(2)当男子患病必须应用某些药物、放射线或手术治疗时，其结果会产生绝育影响者；或从事某些职业，例如接触放射线剂量大或长期与放射性物质打交道者，为了确保今后的生育功能，可以在此前预先冷藏自己的精液备用。

(3)有些男性患严重的少精子症，导致不育，尽管他的精液条件不理想，但可以预先多次收集精液，经过浓缩冷藏，这样可以积少成多，使人工授精的受孕率显著地提高。

340. 精子库与计划生育有什么关系？

计划生育全面的内涵是既要使能生育的夫妻适当控制生育，又要使不能生育的夫妻解决生育问题，从而达到控制人口总体的数量，提高人类的素质。

从这个角度上讲，做好计划生育工作应该包括避孕与节育仍至绝育工作；也应该做好不孕不育症的治疗工作。精子库从某种意义上讲，对全面执行计划生育有利。主要体现在：①对于男性无生精功能者(绝对无精子症者)，可以用供精者精液给其妻子做人工授精，为这类夫妻解决生育问题。②对严重的少精症者，可以分期分批地收藏其精液于精子库中，积少成多，为其妻子做丈夫精液工授精，解决其生育问题。③对于只有一个子女的夫妻，若男方

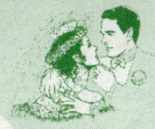

要做绝育手术,又考虑到孩子尚小,今后"万一发生意外死亡"情况,想再生育子女,会有许多困难(包括输精管吻合术的失败等),可以预先冷藏部分自己的精液,以备必要时使用。④同理如果是女方做了输卵管绝育手术,万一孩子发生了意外死亡,想再生育时,也可以从精子库寻找冷藏的卵子或"冷冻胚胎"进行胚胎移植获得孩子。总之,精子库在某种程度上为计划生育工作做出了应有的贡献。

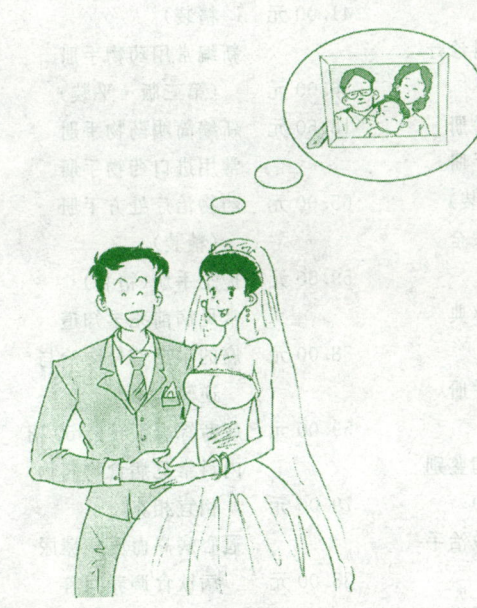

金盾版图书，科学实用，
通俗易懂，物美价廉，欢迎选购

以上图书由全国各地新华书店经销。凡向本社邮购图书或音像制品,可通过邮局汇款,在汇单"附言"栏填写所购书目,邮购图书均可享受 9 折优惠。购书 30 元(按打折后实款计算)以上的免收邮挂费,购书不足 30 元的按邮局资费标准收取 3 元挂号费,邮寄费由我社承担。邮购地址:北京市丰台区晓月中路 29 号,邮政编码:100072,联系人:金友,电话:(010)83210681、83210682、83219215、83219217(传真)。